裸眼革命

超級醫師教的32個視力回復法

──最新、最正確護眼知識──

深作秀春──著

Chapter 1

視力爲什麼會變差？

Chapter 2 不靠手術也能恢復視力

Chapter 4 藉由手術恢復視力的方法

Chapter 5

別被錯誤的常識與治療方式給騙了

Chapter 6

全球眼科治療的最新趨勢

前言

永別了，眼鏡和隱形眼鏡

我的工作是——「保護並提升左右人生『能看清楚』的視覺功能」。藉由視覺功能的提升，生活得到大幅度的改善。我曾看過無數個透過「擺脫眼鏡及隱形眼鏡」，而提升生活品質，整個人變得充滿活力的例子。能夠使人幸福，正是讓我對這份工作感到欣慰的原因。

我想讀者們當中，肯定有很多人平常都戴著眼鏡或是隱形眼鏡。到了中年，有些人就算平常不戴眼鏡，一旦要看書或開車時，就非戴眼鏡不可。而早上起床時，也可能會看不清牆上的時鐘到底顯示幾點，連要找到眼鏡都是個問題。

運動的時候更麻煩，打網球或棒球時，戴著眼鏡都不容易看清楚球，而踢足球時因為太危險，根本不能戴眼鏡。雖然也有人戴著隱形眼鏡踢足球，但要是踢到一半隱形眼鏡掉了，那就麻煩了。職業拳擊手也是，若是裸視沒有好到一定程度，就無法比賽。

而隨著年齡增長，以往一直自認視力良好的人，往往也開始體會到因調節力不足，導致看不清楚近物，產生所謂的「老花眼」現象。遠視的人，眼睛必須大幅調節才看得清楚近物，因此三十五歲後，便有很多人會出現看不清楚近物的問題。角膜組織會隨著人年紀越來越大而鬆弛，導致逆散光。此外，水晶體的調節力也會變差，有時甚至會造成成像模糊而必須配戴眼鏡。

一旦感受到這樣的不便，想必很多人都會覺得，如果能不戴眼鏡就遠的、近的都看得清楚，不知該有多好。有些人會認為，用隱形眼鏡代替眼鏡就好了，但其實隱形眼鏡對角膜細胞的傷害非常大。**如果一天到晚都戴著隱形眼鏡，很可能會引起各種問題，像是血管入侵角膜、角膜內皮細胞缺損，甚至引發角膜炎而不自知。**

請想像一下，完全不戴眼鏡看遠、看近都很清晰，是什麼樣的感覺？早上起床一拉開窗簾，便能看見遠山、河川與公園，也能遙望高樓大廈，是不是一天的開始，就充滿了幸福的預感呢？

本書便是要為大家介紹，有助於改善視力的生活習慣，以及避免視力進一步惡化的智慧。此外，也希望能讓大家進一步知道，在現今的眼科治療世界裡，只要以最先進的方法來治療，幾乎所有人都能獲得「裸視也能遠近都清晰的生活」。

每個人都該選擇最適合自己的治療或手術方法。沒有確實收集資訊，沒能做出正確判斷的話，就無法獲得良好的裸眼視力。

我當眼科醫師已長達三十六年，總結來說，其間所做的努力，就是希望提供「裸眼就能看得見的生活」而進行的一連串研究。我與歐美的醫師們，一同參與了近視矯正LASIK手術（雷射屈光角膜層狀重塑術，Laser-ASsisted In Situ Keratomileusis）的開發，而在白內障手術方面，也開發出許多現代化的方法。此外，還提倡「可調式人工水晶體理論」、進行了「多焦水晶體的開發」等，貢獻可謂不少。透過改變左右眼度數來調整的「單眼融視法（Monovision）」，亦是由我首創於世。這些我所開發的手術技術與概念，影響了全球最新白內障手術及屈光手術的發展。

現在，在提供「裸眼的最佳視力生活」給患者們的過程中，我感受到了許許多多的可能性。曾接觸過許多年長患者的案例，能夠看清楚這件事，往往能增加他們的生存意願。**生活品質改變了，就會開始想要做些什麼，生存**

意願於是湧現。

例如，我曾治療過一位八十九歲的女性患者。這位患者有白內障，視力也只有0・1。看診時她不發一語，一臉茫然。她女兒說：「因為我母親失智了。」不過在做完白內障手術後，該患者的視力恢復到了1・0。結果在術後診療時，這位患者竟滔滔不絕地聊起了高中棒球的話題。原來，她是因為眼睛不好所以都窩在家裡，也沒辦法看自己喜歡的高中棒球賽電視轉播，只能一直發呆，所以才變得彷彿「失智」般。

但開完白內障手術，視力恢復後，看了高中棒球賽，又開始對生活充滿期待。據說，人類獲得的所有資訊，有八至九成是來自眼睛。人一旦閉上眼睛，還真是什麼事都做不了呢！這個案例就算不是老人，也很可能失去生存的希望。然而，運用最好的技術與最棒的人工水晶體，患者就能不靠眼鏡看清一切，眾多資訊得以流入，生活樂趣倍增。換言之，許多看似失智的症狀，甚至以最先進的、正確的白內障手術就能治好。

重點在於，要選擇最適合自己的方法。散光矯正延長焦點型人工水晶體、角膜塑型術（Orthokeratology）及植入式隱形眼鏡，一般人聽了可能也不知道是在講什麼。本書是由在各個眼科治療領域，皆展現了世界頂尖實績的眼外科醫師所撰寫，內容皆為事實。書中包含了許多最新護眼的知識，在此誠摯期望各位讀者們，都能運用這些知識，充分理解對自己而言，最理想的治療與手術方式。

Chapter

— 01 —

視力為什麼會變差？

遠視、散光、老花眼，到底是怎麼形成的？

找出視力變差、雙眼茫茫的真正原因，才能對症下藥。

人是如何看見，又是如何看不見？

首先，我們必須先瞭解人是「如何看見東西的」。這部分可能有點無趣，但還是必須加以說明。

①經角膜折射

從物體反射而來，或是穿透物體而產生的光線，以平行光線的形式進入眼睛。而眼睛黑眼珠部分的「角膜」，具有凸透鏡的效果，能使光線朝內側曲折。

②經水晶體折射

接著，相當於眼內鏡片名為「水晶體」的凸透鏡，又會再進一步將光線朝內側曲折。

③光線聚集的焦點與視網膜

當被曲折的光線聚集在一個點時，這個點就稱做「焦點」。只要沒有光線曲折不良的所謂屈光不正問題，以眼球長度恰當的屈光正常眼睛來說，光線的焦點會剛好落在相當於相機底片處的「視網膜」上。

④視網膜會將光線轉變為電信訊號

焦點落在視網膜上的光線，會以光能來分解視網膜中，做為錐體細胞主要功能的感光細胞中的蛋白質。而這樣的蛋白質分解，會引發電信反應。

⑤視網膜的感光細胞是三種錐體細胞

從長波長的紅色到中波長的綠色，再到短波長的藍色，對不同波長的

眼睛的結構

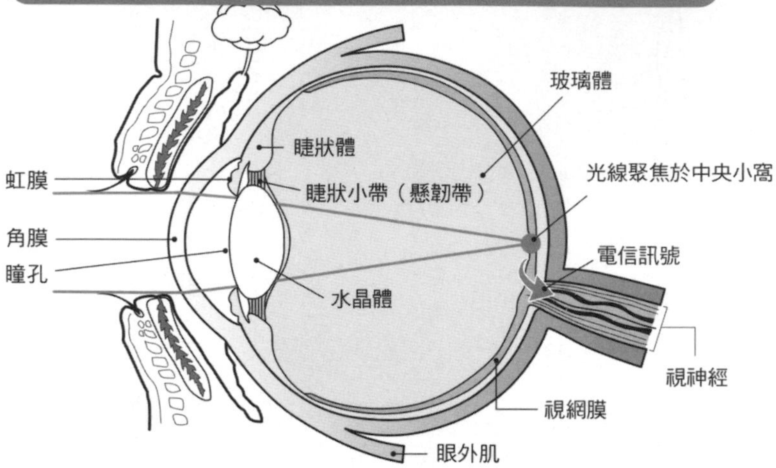

光線有不同程度反應的三種錐體細胞，會發生這種電信反應。

⑥電信訊號會從後腦進入大腦後被分類

電信反應訊號經由視神經傳遞，到達位於大腦後方的後腦。來到後腦的電信訊號，被分解為所見物體的顏色、長度、傾斜角度等許多要素後，暫時儲存於腦細胞中。

⑦重新組合資訊並由額葉來加以理解

進入腦細胞的資訊會於側腦重新組合，而且組合出的影像，會被拿來與額葉中過去的記憶比較，以理解目前看到的到底是什麼。

在這過程中，只要有任何一個部分異常，視力就會變差。換言之，有非常多的原因都可能導致視力惡化。若不追究此原因，便無法做到真正有效的治療。但事實上，這種視力問題的根本原因，別說是一般人了，就連許多眼科醫師都不是很瞭解。也因此，找出視力變差的理由，並給予正確治療真的是非常重要。

因屈光不正導致視力變差

視力變差的原因很多，只要瞭解了原因，便會知道有哪些根本的治療方案可預防，或是讓變差的視力恢復。首先，來談談因「屈光不正」造成的各種視力減退問題。

所謂的「屈光」，就如同字面意義，是指光線的曲折狀況。光線為波浪形式，是一種具方向性與能量的電磁波。不過，在此我們將光線都假設為單純的平行光線。**屈光就意味著「曲折」光線，由於這種光線的曲折狀況或聚焦位置錯位之類的因素，導致光束的焦點沒能落在視網膜上（＝看不清楚），就是所謂的「不正」（或稱「異常」）。**

因屈光不正導致視力變差

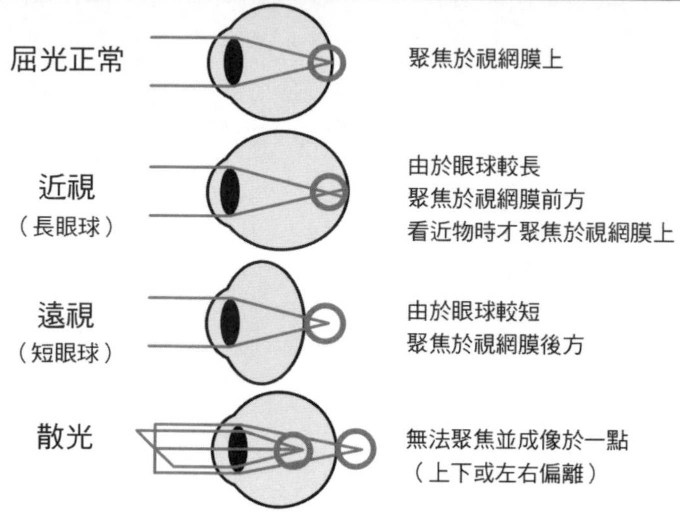

①近視

這是一種眼球變得比一般「長」所引發的現象，因光線的焦點落在視網膜內側（前方）而看不清楚。很多人都有近視問題，近年來，幼童近視的比例越來越高。據推測，原因應該就在於孩子們因為空地減少或要補習，不太去戶外玩要，以致於充分沐浴在陽光下的機會越來越少。

②遠視

這是一種眼球變得比一般

「短」所引發的現象，因光線的焦點落在視網膜外側（後方）而看不清楚。童年時期遠視的人很多，但由於小孩的水晶體調節力非常強，因此人們往往不自覺，反倒常誤以為是眼睛很好。總是到了成年後調節力變差了，才意識到自己是遠視。

③散光

因「角膜的變形」導致無法聚焦於一點，通常是縱向與橫向的曲度不同，於是便會在一個影像旁看見重疊的另一個影像。散光有可能是使用多焦水晶體時，無法達成裸眼視力的原因。而近年來，這已成為一種可運用人工水晶體，加上散光矯正的方式來治療的眼睛疾病。

④老花眼

基於老化等原因，水晶體失去彈性，亦即改變水晶體厚度的「改變屈光力的能力降低」，於是造成「光線的曲折程度不足」，以致於不易看清近處的文字等。

由於不曬太陽而導致近視加深

依據現代兒童與過去兒童有何差異的統計調查推測，近視增加的原因有幾個。主要是以前的小孩經常結伴到戶外的空地玩耍，但最近空地少了，孩子們也不再結伴玩耍，總是待在家裡為了考試而被迫唸書。也就是說，沒有接收足夠的室外光線。

對於紫外線，大家總是只提它的壞處，卻鮮少提到它其實也有好處。眼睛的角膜和鞏膜等部分，含有很多膠原纖維，藉由紫外線的照射，膠原纖維便會彼此連接，變得越來越粗壯。近視是因為眼睛的壓力而導致眼球從內部開始延伸，於是眼球的長度便增加，亦即近視是因眼軸增長所造成的。

護眼 TIPS

含有大量膠原纖維的眼球，其強度可藉由充分接收自然陽光所含之紫外線，或接近紫外線的可見紫光而提升。當眼球夠強壯、夠堅韌，因眼壓而延長的幅度就會減少。反之，如果陽光曬得不夠，眼球便會因太軟而容易被眼壓拉長。換言之，近視就會惡化。

高度近視其實是一種疾病

若到了二十歲左右，近視都還在持續加深，這就是一種名為「高度近視」的疾病。當生成於眼內的水量太多，眼壓便會不受控地持續升高。而眼壓一旦相對較高的話，即使過了二十歲，眼球的長度仍會繼續增加。

一般來說，到了青春期，近視就會停止加深；但若為高度近視，那麼，不論是二十幾還是三十幾歲，近視仍會持續惡化。如此一來，眼睛就會變得像是過度膨脹的氣球般，就連視網膜也延伸，導致視神經受損。此外，**就像氣球膨脹變大，較薄的部分就會破掉，視網膜周圍較薄的部分也會破洞。而視網膜一旦破洞，就容易引發視網膜剝離。**

年過二十就可能有老花眼？

角膜在孩童時期，通常都如橫放的橄欖球般呈現為橢圓形。這種橫長型的角膜，是名為「順散光」的散光；而縱長型的角膜變形則稱為「逆散光」。

孩童時期由於可調節水晶體的曲度，故散光也能達到相當程度的調節。不過，調節力在二十歲左右即到達顛峰，之後便一路下降。「人過了二十歲就開始老花眼」的說法，肯定會讓很多人大吃一驚，但調節力下降這點卻是不爭的事實。

調節力會隨年齡增長而降低，同時，構成角膜細胞的膠原纖維又會逐漸鬆弛，於是，散光便會從橫長型漸漸轉變成縱長型。換言之，越接近成年，順散光的現象就會越來越少。這等於是散光會隨著調節力下降而減少，真是配合得剛剛好。然而到了五十歲以後，不僅調節力進一步下降，角膜也會漸漸變成縱長型的逆散光，到了這個狀態，便無法靠調節力來彌補。

散光的症狀，是在一個影像上會看到另一個較淡的重疊影像，亦即視力檢查表中，藍道爾環的C字看起來會有重疊的現象。這樣無法看得很精準、清晰，所以要戴眼鏡才容易看清楚。

改變水晶體曲度的調節變化

來自遠處的光可假設為平行光線，平行光線經過角膜及水晶體的折射後，光線的聚集處，也就是焦點，如果落在視網膜上，就會看得很清楚。水晶體曲折光線的能力取決於水晶體的彈性，而人年輕時的水晶體是非常具有彈性的。

當大腦發出想看近物的指令時，眼睛睫狀體的肌肉便會收縮。睫狀體一收縮，其突起部分就會稍微往中央偏前的方向移動。一旦往中央偏前移動，接在睫狀體突起部分與水晶體之間，稱為「睫狀小帶（懸韌帶）」的細纖維便會鬆弛。

當原本的緊繃狀態鬆開，由於水晶體有彈性，就會因自己的力量而變圓。亦即從側面看來，水晶體的厚度增加、曲度變大，於是屈光力便增加。如此一來，光線就會被曲折得較多，就能看清楚近處。而由於睫狀體稍微往前突出，這也會造成近視，導致眼睛較容易看清近物。

所謂老花眼，就是水晶體缺乏彈性

調節力到達顛峰是在二十歲左右，雖說這可能會讓很多人感到驚訝，不過，調節力不足真的就會產生難以看清近物、閱讀困難的現象。水晶體的彈性一旦減弱，即使睫狀小帶鬆弛，水晶體也難以靠自己的力量膨脹。這就是調節力下降，所引發「老花眼」的真面目。

順道補充，很多人都誤以為睫狀肌是導致老花眼的原因，甚至有民間偏方，錯誤地將老花眼的治療解釋為舒緩睫狀肌的緊繃。**舒緩睫狀肌或許能消除疲勞，但並不能治好因水晶體失去彈性而引發的老花眼。**

第二近視

隨著年齡增長，也有人會變得較容易看清近物。這是因為水晶體中央的核心變硬，漸漸形成了屈光力增加的核性白內障的關係。這也稱做「第二近視」，此外也有人以核心來看近物，以周圍部分來看遠處，呈現如雙焦人工水晶體般的狀態。

因混濁導致視力變差

光線若無法正常聚焦於視網膜，就會看不清楚。而當光線的行進路徑上有某些混濁物體，導致無法有足夠的光線聚焦於視網膜時，也會看不清楚。起因於混濁，最具代表性例子就是白內障。因為光線無法通過，所以視力變差，而混濁則可分為如下三種。

1角膜混濁。
2水晶體混濁，稱之為「白內障」。
3眼球內部的混濁，稱之為「玻璃體混濁」。

角膜混濁

進入眼睛的光線若在某處被阻擋，當然就會看不清楚。外來的光線，首先會通過俗稱「黑眼珠」的角膜部分，而之所以稱為黑眼珠，是因為角膜後方帶有顏色的虹膜，呈現黑褐色的關係。若這個虹膜是藍色的，就是藍眼珠。換句話說，角膜如果不是可看穿的、不是透明的，那就慘了。

由細胞構成的角膜之所以能夠透明，是因為角膜內側的內皮細胞扮演了幫浦的角色，會不斷地將角膜細胞內的水分推回。這個角膜的內皮細胞如果受損，角膜就會漸漸變白，眼睛就會越來越看不清楚。而且角膜的內皮細胞一旦受損，就再也無法恢復，必須做角膜移植手術。

由皰疹性角膜炎等造成的角膜發炎，或是由強酸、強鹼造成的角膜損害等，也都會導致角膜混濁，角膜炎必須及早發現並想辦法消炎才行。此外，過去在國小、國中常用於操場畫線的消石灰（熟石灰），如果被小孩拿來玩，抹到臉上進而跑到眼睛裡的話，是會有危險的。消石灰會黏在眼睛上造成強鹼性灼傷，引發角膜混濁。孩子們的周遭確實存在著可怕的有害物質，不過，最近許多都改用碳酸鈣或石膏來畫線，已經變得越來越安全了。

長戴隱形眼鏡造成角膜壞死

會損害角膜的病變有很多，眼睛是裸露的臟器，畢竟直接與外界接觸，故必須特別小心。近年來，由於隱形眼鏡所導致的角膜病變越來越多。近視很深的人因為不戴隱形眼鏡就看不到，於是**不知不覺地就一整天都帶著隱形眼鏡，有時甚至戴著睡覺，於是角膜便因長時間配戴隱形眼鏡而缺氧，造成角膜細胞從表面開始逐漸壞死。**

雷射手術造成的角膜病變

有些人是遠視，其眼睛前方的「前房」部分又比較淺。而針對這樣的病患，有些機構便以青光眼治療為名，提供一種用雷射在虹膜上打洞的治療方式。這時，若只是打個幾發ＹＡＧ雷射那還算好，但有的醫師卻用氬離子雷射打幾十發。千萬別再這麼做了！雷射的能量會使角膜內皮細胞嚴重受損，甚至導致角膜內皮細胞驟減至每平方公釐不到１０００個。一旦減少到這種程度，角膜便會混濁，必須做角膜移植手術才行。這是由醫院造成的典型問題之一，而且還經常因此導致虹膜發炎，結果眼壓反而變高。

護眼 TIPS

其實青光眼不太適合用雷射治療，以周邊虹膜切除術或白內障手術來處理會更好。因治療方式錯誤反而把眼睛給毀了，實在是很恐怖啊！

因混濁導致視力變差

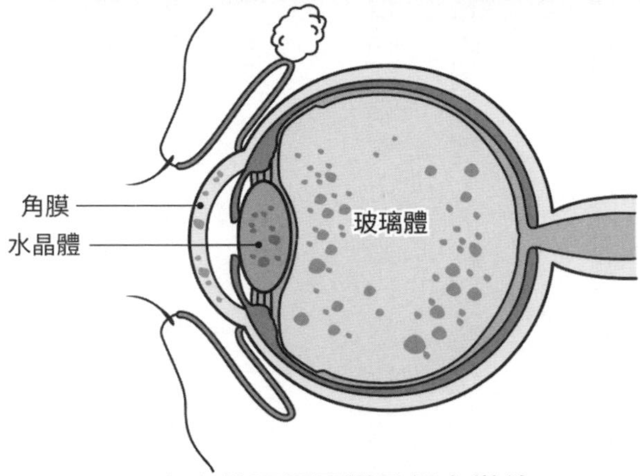

因各處的混濁而導致視力變差

玻璃體混濁

眼球內部存在一種含有大量水分的凝膠狀物質，這種物質具有玻璃般的透明感，故稱做「玻璃體」，也有人稱之為「玻璃狀液」或「神膏」。這個玻璃體往往會因隨著年齡產生的變化，或是因出血後的纖維化等理由，而變得混濁。光線會被混濁的部分阻擋，於是很自然地就會看不清楚。

因功能低下導致視力變差

即使光線有確實聚焦、成像，仍可能因視神經受損、視網膜或血管有病變等，而導致訊號無法傳到大腦。功能低下導致的視力變差的狀況，可分為以下四種：

1視神經病變：最具代表性的例子，就是由眼壓過高引發的「青光眼」。

2視網膜病變：因視網膜炎等發炎問題導致的病變，造成視網膜的敏感度降低。

3血管病變：視網膜的靜脈或動脈血管阻塞等病變。當氧氣及營養供應不足，感光細胞便會受損。

4視網膜的氧氣與營養供給障礙：因視網膜剝離等問題，使得氧氣和營養的供給中斷，有時甚至可能導致失明。

無聲的視力小偷：「青光眼」

視神經是來自大腦的神經束，來自大腦的神經束共有十二對，其中的第二對腦神經就是「視神經」。視神經一旦受損，產生於視網膜的電信訊號便無法傳遞至大腦。而這種視神經病變的最典型例子，就是「青光眼」。在日本，失明的第一大原因正是「青光眼」。像青光眼這樣患者眾多、還可能導致失明的疾病，其原因至今仍不明。

不過，統計數字的確強烈暗示了某些可能導致青光眼的原因，例如，「眼壓高」、「血液循環不良」、「對視神經的機械性壓迫」等，都可能對視神經造成損害。

視網膜病變：視網膜發炎導致的病變

視網膜是相當於相機底片的重要部分，由細胞組成，其中也存在許多運送氧氣與營養的血管。這個視網膜若是受損，眼睛當然就會看不到。

血管病變：視網膜靜脈或血管阻塞導致的病變

血管炎之類的疾病，可能造成靜脈血管的阻塞、出血。例如，視網膜中央靜脈阻塞及視網膜分支靜脈阻塞，便會導致該血管破裂，眼睛內部突然大量出血，於是就看不到了。而屬於動脈血管阻塞的視網膜中央動脈閉塞，也會在短時間內造成不可逆的視力障礙。

視網膜剝離若未及時治療，最終導致失明

一旦發生視網膜剝離之類的疾病，針對視網膜的氧氣與營養供給就會中斷，是一種最終會導致失明的可怕疾病。

Chapter

— 02 —

不靠手術也能恢復視力

從日常生活開始，妥善照顧雙眼視力，吃對食物、戴對眼鏡，才是基本保養之道。

01 如何預防兒童近視？

——近視並非書唸太多，而是太少在戶外玩耍、曬太陽

比起四、五十年前，近年來，近視的小孩變得越來越多，這點從統計數據亦可明顯看出，到底是什麼改變了呢？

針對孩子們的差異，進行統計調查推測後發現，有幾個可能的原因。主要是以前的小孩經常在戶外的空地玩耍，但現在的孩子們沒什麼空地可玩，總是被迫待在家裡為了考試而唸書。也就是說，沒有接收到足夠的室外光線。人們經常談論紫外線的壞處，但卻很少提到它的優點。

長大成人後，因紫外線導致的白內障及視網膜病變，都是很大的問題。不過對小孩來說，紫外線的利大於弊。孩童時期，紫外線帶來的傷害會被活

躍的代謝抵消。亦即凡事有優點也有缺點，必須選擇較有利於自己的。

所謂的紫外線，是一種波長比可見光的紫色光線還短的不可見光，是看不見的電磁波。近年也有研究結果強調，不只是紫外線，就連可見光中的紫色光線（violet light，紫光）也具有預防近視的效果。就結論而言，波長在400奈米（nm）左右的光，具有預防近視的效果。

讓我們想想理由為何呢？構成眼睛的細胞，尤其是角膜和鞏膜等部分，都含有很多膠原纖維（Collagen，膠原蛋白）。藉由紫外線的照射，膠原纖維便會彼此連接，變得越來越粗壯。目前已知眼球變得強壯、堅韌，就能夠預防近視。

有一種名為「紫外線交聯」（UV cross linking）的方法，應用此原理來進行近視矯正或圓錐角膜治療，可達成一定療效的治療方式。換句話說，如果是一般曬太陽程度的紫外線接觸，對孩童而言，是優點大於缺點的。

近視是因為眼睛的壓力（眼壓）導致眼球從內部開始延伸，亦即是由眼球的長度增加（眼軸增長）所造成，也因此導致近視惡化。以前的小孩放學後都能自由地在戶外玩耍，經常沐浴在陽光下，如此便能充分接觸紫光及紫外線，讓眼睛的膠原纖維彼此連接，使眼球組織變得粗壯。**眼球一旦變得強壯、堅韌，眼壓增高的機率就會降低，近視也會跟著減少。**

護眼 TIPS

若要預防兒童近視，白天就要在戶外和大家一起玩耍或運動，要多曬太陽。也有傳言說書唸太多、總是看近物所以才導致近視。但這說法並不正確。唸書本身不是壞事，是空不出時間到戶外玩，導致眼睛一直都很軟才是問題所在。眼睛一旦偏軟，眼睛的壓力（眼壓）就會使眼球長度（眼軸）逐漸增加，近視便會惡化。

雖說以自己為例有點不好意思，不過我唸小學時很用功，也會在外頭的空地打棒球。每年暑假都在海邊的陽光下度過，但每天晚上也都會閱讀一本喜愛的書。

國中時踢足球，白天要跟著球隊一起練習，在陽光下瘋狂踢球。回家後小睡一下，半夜再起來拼命唸書。如果唸很多書是近視的原因，那麼，比別人更用功的我應該要近視了才對。我雖然很用功唸書，但由於白天都在外頭玩耍或運動，接收了很多紫外線及紫光（violet light），眼球組織變得很堅韌，結果就完全沒有近視。

另外補充一下，我高中畢業後進入了航空大學校（Civil Aviation College，日本專門培養飛行員的航空學院），而該校的入學體檢條件之一，就是裸眼視力必須在1・0以上。我當時的裸眼視力當然很好，足足有2・0呢。

由此可見，類似讀書等看近物的行為並非近視的主因。孩童時期只要常在戶外玩耍，或是在陽光下運動，那麼，就算待在家裡時拼命唸書，也不太容易近視。

02 如何避免近視惡化？

——青光眼眼藥水能降眼壓，減緩高度近視

想防止孩子的近視惡化，童年時期就該讓孩子在戶外自由地玩耍，接收充足的陽光；而若過了二十歲近視仍持續惡化，就有可能是眼球的堅韌度不夠，或是眼壓相對較高。亦即眼球長度繼續延伸，以致於近視持續惡化。

這時做為一種治療方式，就該利用降眼壓的眼藥水（青光眼眼藥水），來防止眼睛的壓力導致眼球弧度延伸、變長。眼球弧度變長的高度近視，會損害視神經，還會讓視網膜變薄、破裂，引發視網膜玻璃等嚴重問題。大家應該要知道，高度近視是一種疾病。

若到了二十歲左右，近視都還在持續加深，這就是一種名為「高度近

視」的疾病。當生成於眼內的水量太多，眼壓便會不受控地持續升高。眼壓一旦相對較高，則即使過了二十歲，眼球的長度仍會繼續增加；而若眼睛的堅韌度不夠，眼軸又更會繼續增長。

一般來說，到了青春期近視就會停止加深，但若為高度近視，那麼，不論是二十幾還是三十幾歲，近視仍會持續惡化。如此一來，眼睛就會變得像是過度膨脹的氣球般，視網膜也延伸，甚至破洞，很容易引發視網膜剝離。尤其視網膜周圍較薄的部分，特別容易破洞。

有這種高度近視的人，可藉由使用青光眼降眼壓的藥物來降低眼壓，以減弱使眼球延長的力道。此外，在戶外的日光下充分接收陽光中的紫外線及紫光（violet light），也非常重要，這樣能有效避免近視惡化。

03 兩步驟輕鬆恢復眼球調節力

——「熱敷眼部」、「看看遠處」

眼睛為何會疲勞？

讓我們來想想，關於眼睛疲勞的問題。沒近視、沒遠視，也沒散光，假設是視力正常的眼睛。以這樣的眼睛來說，來自遠方的平行光線經角膜及水晶體的折射後，不需要調節就能聚焦於視網膜上，光線的焦點會在視網膜上成像。

以這樣的眼睛看近物時，例如，閱讀書本上的文字，假設眼睛距離書上的字約35公分。若要光線聚焦於視網膜，水晶體不處於緊繃狀態的話，其屈光力是不夠的。來自近物的光線得要曲折得更多才行，所以必須加強水晶體的曲度。

而要加強水晶體的曲度，就必須使睫狀體的肌肉收縮。每當眼睛試圖看近物時，睫狀肌便會收縮，睫狀體的突起部分會往中央偏前的方向移動。睫狀體的突起與水晶體之間，存在名為「睫狀小帶（懸韌帶）」的細線般纖維，連結並緊繃於兩者之間。睫狀體一旦往中央靠，連接水晶體的睫狀小帶就會比較放鬆。於是，原本被睫狀小帶拉得比較平的水晶體，不再被睫狀小帶往橫向拉，「水晶體本身具備的彈性」就會讓「水晶體自己膨脹起來」。大家應該要知道，高度近視是一種疾病。**膨脹變厚的水晶體曲度會增加，而曲度一旦增加，光線就會曲折得更多，光線的焦點就能落在視網膜上。而這一連串的動作，就是所謂的「調節」**。

調節是由水晶體的彈性所引發，而「老花眼」就是因水晶體硬化、失去彈性，以致於無法調節的現象。另一方面，看近物時的調節行為，例如，長時間閱讀書籍、長時間滑手機等行為，如果一直持續，那麼為了放鬆睫狀小帶，就必須一直使用睫狀肌，於是睫狀肌便會被迫長時間處於緊繃狀態。

這就是眼睛之所以疲勞的原因之一。所以說，睫狀肌的疲勞與眼睛的疲勞有關。不過請先記住，這和老花眼的根本原因——水晶體缺乏彈性，完全是兩碼子事。

許多人都把因年齡增長而導致的水晶體硬化（即老花眼的成因），和因長時間看近物導致睫狀肌疲勞，所造成的調節疲勞混為一談。雖說這名詞很容易讓人誤會，但所謂「手機老花眼」的現象，其實是指由睫狀肌緊繃所導致的疲勞，並不是真正的老花眼。

護眼 TIPS

如果是「手機老花眼」現象，只要消除緊繃就能治好。可是真正的水晶體硬化而失去彈性的「老花眼」現象，即使消除了睫狀肌的緊繃狀態，也無法治好。這點可千萬別誤會了。

老花眼沒藥醫

讓我們再複習一次。調節眼睛時，以細纖維睫狀小帶與水晶體連接的睫狀體肌肉會收縮，於是睫狀體的突起部分，就會稍微往中央偏前的方向移動。如此一來，連接水晶體和睫狀體突起、名為睫狀小帶的纖維便會鬆弛，這使得將水晶體往橫向拉的力量減弱，水晶體本身具備的變圓彈性，會自發性地讓水晶體變厚，曲度也因此變大。結果曲折光線的力量變強，即使是來自近處的光線，也能聚焦於視網膜而得以清楚看見。

麻煩的是，很多人都不知道眼睛的這種調節機制。屬於不可逆型調節力喪失的「老花眼」的看不清楚，和過度用眼而導致的可逆型「眼睛疲勞」（亦稱「視覺疲勞」）的看不清楚，經常被混為一談。但因器質性變化而無法調節的老花眼，是無法以藥物復原的。

換言之，因沒藥可醫的「老花眼」而看不清近物，和因眼睛疲累導致的

暫時性「眼睛疲勞」而看不清近物，完全是兩件事。

不過，我看過許多製藥公司的電視廣告，都把「老花眼」和「眼睛疲勞」混為一談。也就是說，他們把主打使用維他命來消除用於調節睫狀肌的「眼睛疲勞」，就能治好因水晶體失去彈性，以致於無法調節而看不清近物的「老花眼」，以含有維他命的眼藥水，當成治療老花眼的藥物來宣傳。這樣的解釋完全是錯誤的！

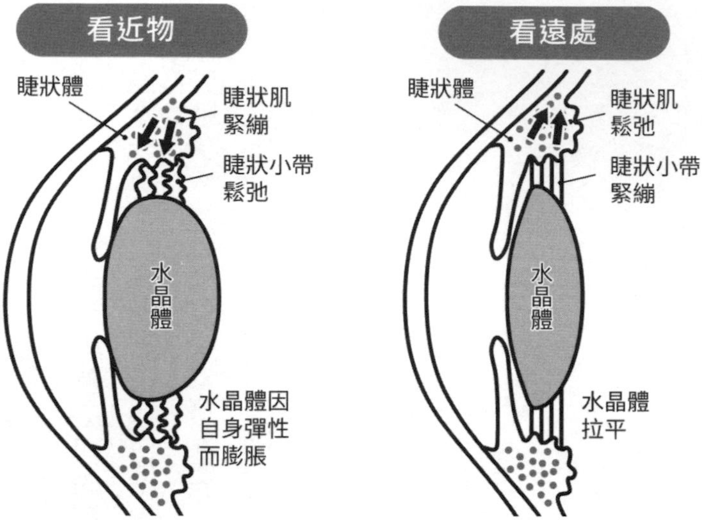

調節的機制

〈看近物〉

①看近物時，就會注意到要調節

②睫狀肌緊繃

③睫狀體往內側及前側移動

④水晶體與睫狀體突起之間的睫狀小帶鬆弛

⑤拉平水晶體的力量減弱

⑥水晶體因自身彈性而膨脹

⑦水晶體的曲度加大，屈光力便增加

⑧光線曲折得更多，就能看清近物

老花眼畢竟是因為水晶體的彈性減低，變得無法以本身力量來膨脹並改變曲度，以致於調節力不足。而睫狀體的肌肉，隨著年齡衰退的幅度比想像中少，即使是老人，其睫狀肌依舊能充分運作。

維他命對一般的肌肉疲勞有效，所以對睫狀體的疲勞也會有效，但和水晶體的彈性幾乎毫無關聯。換言之，**雖然含有維他命的眼藥水，對消除疲勞有一定程度的效果，可是對老花眼的治療根本起不了任何作用。**看著這些廠商，替眼藥水或口服藥冠上乍看對老花眼有效的商品名稱，然後在全國各地宣傳並銷售，就令人忍不住覺得，他們是在利用人眼的弱點做騙錢生意。

被錯誤的廣告蠱惑，而使用了實際上根本沒效的藥物，可說是既浪費錢又浪費時間。不幸的是，現在處處都有這樣的公司與廠商，他們在電視及雜誌等廣告上，製造乍看方便有效的形象，提高人們的期待感，但所推銷的，其實是毫無效果的藥物或方法。

水晶體失去彈性的「老花眼」，在目前的科學中並不存在保守的治療方式。如果出現了能讓水晶體不會失去彈性的藥物，那就另當別論；但以目前的科學而言，這種藥物並不存在。現今任何先進國家對於老花眼的治療，都只能採取植入多焦水晶體，或以單焦點水晶體搭配單眼融視法等手術治療，又或是以隱形眼鏡或屈光手術搭配單眼融視法。

如何消除眼睛的疲勞？

針對水晶體失去彈性的「老花眼」，目前除了手術治療外，別無他法。而因睫狀肌持續緊繃造成的看不清楚，亦有其有效治療方式。

接著，就讓我們想想，有哪些簡便的辦法能舒緩睫狀體的緊繃。睫狀體的肌肉，會在反覆調節的過程中漸漸疲勞。因此，儘早消除疲勞物質就會有效。這和手腳的肌肉一樣，為了排除所謂的疲勞代謝物，也就是乳酸，只要增加睫狀肌的血流量即可。

護眼 TIPS

覺得眼睛累了的時候，有個簡單的做法，可以把毛巾泡熱水後擰乾，敷在眼睛上。就這樣閉起眼睛，以熱毛巾敷眼，休息五分鐘左右。光是這麼簡單的方法，就能有效消除眼睛疲勞。

如何讓眼睛有效放鬆？

要舒緩這種睫狀肌的緊繃，眺望遠處也很有效。睫狀肌的緊繃會造成眼睛的疲勞。由於看近處時睫狀肌會繃緊，所以看著遠方發發呆，就能夠讓睫狀肌的緊繃得以舒緩。手一旦拿著重物，手部肌肉就會繃緊，對吧？為了消除這種緊繃狀態，就讓手「自然下垂」即可。看遠方以消除睫狀肌的緊繃，就和這種讓手「自然下垂」的做法一樣，是藉由放鬆、不用力的方式，來消除肌肉的緊繃。

具體來說，請盡可能望著距離一公里以上的「遠山或高樓、高塔等」，發呆「五分鐘以上」。只要能讓睫狀肌放鬆，眼睛就會漸漸感到輕鬆、舒適。

護眼 TIPS

就消除肌肉的緊繃疲勞而言，維他命是有效的。尤其若能合併使用含有維他命B12和B6的眼藥水及口服藥的話，消除疲勞的效果會更好。

恢復調節力的方法

把泡過熱水的毛巾敷在眼睛上，休息五分鐘左右

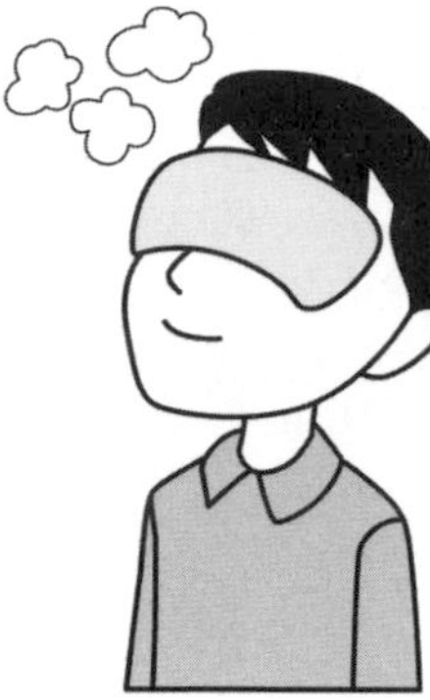

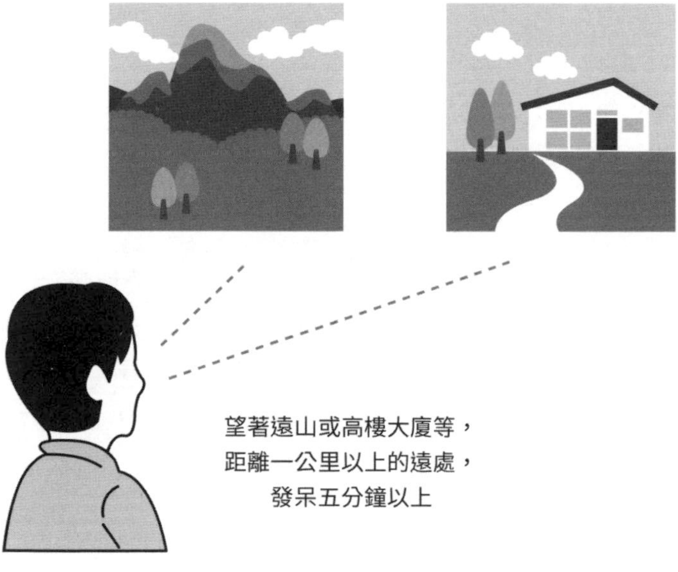

望著遠山或高樓大廈等，
距離一公里以上的遠處，
發呆五分鐘以上

有時睫狀體可能會非常緊繃，緊繃到無法輕易緩解。在這種情況下，若是小孩，便屬於緊繃性的近視狀態，也稱為「假性近視」；而成年人長時間持續看手機，所引發的「手機老花眼」，也是一種眼睛無法調節的問題。**這些都屬於睫狀體的肌肉長時間緊繃，導致肌肉僵硬的狀況。對於這類狀況，也可用散瞳劑等能麻痺睫狀肌的眼藥水，緩解睫狀體的緊繃。**一般會診斷為「睫狀體緊繃」，可開立處方藥「每瞳令（Mydrin-M）」，這是一種舒緩睫狀肌的眼藥水。一旦點了這種眼藥水，瞳孔就會放大，變得很難調節。大約持續四小時，眼睛都會畏光、感覺過亮而看不清楚，所以要在睡前點藥。

「老花眼」來得比想像中還早！

四十歲以上的人，都屬於調節力衰退的老花眼族群。對這些人來說，老花眼是切身問題。但其實調節力在二十歲左右就已到達顛峰，之後便一路下滑。換言之，老花眼是在二十歲左右就開始了。只是因為調節力還很充足，所謂看不清近物的老花眼感，通常在二十、三十歲的年紀都還感覺不到。

老花眼是一種水晶體因年齡增長而失去彈性的不可逆現象，因此，老花眼是每個人隨著年紀越來越大，都一定會漸漸出現的問題。另一方面，也因具有調節功能的睫狀肌，如果看近物看得太久，便可能因肌肉僵硬而影響調節。這和真正的老花眼不一樣，但就廣義的暫時性調節力下降而言，一般人有時也會稱此為老花眼。

最典型的例子，就是所謂「手機老花眼」。總是一直看手機、滑手機的人，睫狀肌過度緊繃，有可能三十幾歲調節力就大幅下降，手機老花眼指的就是這種狀態。

老花眼是水晶體因硬化導致調節力降低的現象，和外表完全無關。外表再怎麼青春美麗的女性，到了四十歲以上，眼睛的調節力都必定大幅下降。但要是對女性說出「老花眼」這幾個字，感覺一定會被怒瞪。

國外的知識分子們都知道表示調節力降低的「Presbyopia」這一詞彙，所以很方便說明。可惜日文與中文裡，並沒有相當於Presbyopia的詞彙，因此，外表青春美麗的女性們，也請不要排斥老花眼一詞，而要把重點放在其本身的意義上。希望大家能瞭解，只要對調節力降低的狀況做適當治療，就能夠延緩老花眼的產生。

04 找出真正對眼睛有益的食物

——多吃黃綠色蔬菜

基本上，攝取充足的營養肯定對人體整體的成長有益。但有幾個注意事項必須遵守，否則對身體的功能，尤其是對纖細脆弱的眼睛來說，就會不夠。接著，我們將逐一探討一般大眾認為對眼睛有益的幾種食物。

藍莓真的對眼睛好嗎？

坊間盛傳藍莓（歐洲的藍莓）的花青素有益眼睛，而這說法最早源自第二次世界大戰時的空軍飛行員故事。當時即使在晚上，也是採取目視飛行。也就是說，要是晚上看不清楚的話就麻煩了。因此，基於對眼睛可能有點好處的理由，飛行員們便吃起藍莓果醬。藍莓就是透過這樣的傳說，成為一種有益眼睛的食物而被大力推廣。還有各式各樣用藍莓做成的保健食品，在各地銷售。

然而在效果方面，其實目前並無任何醫學證據能證實它有效。以藍莓保健食品的研究來說，美國國家衛生研究院ＮＩＨ（National Institutes of Health）的研究相對可信度較高，不過做為證據仍不夠充分。此外，目前在市面上販售的保健食品，實際上很多效果都相當可疑。

雖然已知藍莓具有抗氧化作用，不過只有「可能對眼睛健康有益」這種程度的期望性觀測，尚未證明其效果。把藍莓當成偏好的食物來攝取當然沒問題，但若是期待對眼睛有營養效果，那可就沒什麼意義了。

葉黃素保健品真的有用嗎？

雖然我說了藍莓對眼睛沒有醫療效果，不過根據ＮＩＨ的研究，目前已有報告指出，某些其他種類的保健食品，對老年性黃斑部病變具有預防效果，我認為這是有可能的。

存在於視網膜中的色素（類胡蘿蔔素）之一的葉黃素和玉米黃素，很可能對老年性黃斑部病變具有重要的預防效果。這兩種物質無法在人體內自行合成，必須從蔬菜水果或保健食品等攝取。

從天然食材攝取葉黃素、玉米黃素更有效

視網膜的黃斑部，是看東西時最重要的部分，大約有九〇%的視覺功能都集中在黃斑部。黃斑部的中央有很多玉米黃素，而周圍則存在著許多葉黃素。

這些葉黃素及玉米黃素等屬於黃色色素的類胡蘿蔔素，會吸收對眼睛有較強損害力的藍光，以保護視網膜的黃斑部。再加上類胡蘿蔔素具有很強的

抗氧化作用，可能藉由消除視網膜黃斑部受損時產生的活性氧，來抑制黃斑部的病變。所謂的活性氧，是由進入人體內的部分氧氣所變化、活化而成，對細胞具損害力。黃斑部很容易被活性氧傷害，而這會引起老年性黃斑部病變等視網膜問題。

就像這樣，葉黃素與玉米黃素扮演了吸收藍光及消除黃斑部中活性氧的角色，可望有預防黃斑部病變的作用。目前已有報告提出，來自電腦及手機畫面的ＬＥＤ短波長高能量藍光，會損害視網膜。由於波長在４００奈米左右的短波長藍光，是可見光中波長最短、能量最高的，故不僅會傷害眼球表面，還會損及眼球內部。**已有研究報告指出，從電視、電腦、手機等ＬＥＤ螢幕釋放出來的大量藍光，對視網膜是有害的。**

葉黃素及玉米黃素等，屬於黃色色素類的胡蘿蔔素作用在於，吸收對眼睛有較強傷害的黃色互補色——藍光，以保護視網膜的黃斑部。亦即藉由遮擋會造成損害的藍光，來發揮保護的功能。

富含葉黃素的食物，包括了巴西里（也叫荷蘭芹或洋香菜）、羽衣甘藍、菠菜、綠花椰菜（青花菜）等。每100公克的菠菜，含有5毫克左右的葉黃素；而富含玉米黃素的食品，則包括枸杞及生的甜椒、生的菠菜等。

護眼 TIPS

簡單來說，葉黃素和玉米黃素大量存在於黃綠色蔬菜中，是天然的黃色色素，意思就是要多吃大量黃綠色蔬菜的沙拉。

透過食物或保健食品攝取的葉黃素、玉米黃素，被小腸吸收後，經由血液聚集至黃斑部。這些類胡蘿蔔素會發揮黃色色素的作用，吸收、攔截為其互補色的藍色短波長光線。藉由遮擋藍光，便可保護為黃斑部感光細胞的錐體細胞等。

此外，目前也已知油脂會保護視網膜中的錐體細胞及桿狀細胞。尤其重要的是，具有抗氧化作用的DHA及EPA等魚類所含的油脂，這種油一般也稱做「Omega-3脂肪酸」。含有Omega-3脂肪酸的油類與食材，有亞麻仁油（亞麻籽油）、紫蘇油、核桃等植物性的，以及秋刀魚、鯖魚、竹莢魚等魚類的。

但Omega-3脂肪酸一加熱便會立刻氧化，故不適合用於熱炒。當然也可以直接飲用，一般會建議以淋在沙拉上的形式攝取。烤魚雖然表面氧化，但內部的脂肪酸並未氧化，所以沒問題。以燉煮、紅燒方式烹調的魚類，則幾乎不會有氧化的問題。

選擇亞麻仁油或紫蘇油時，請確認是否為低溫冷壓（Cold Press）製造。高溫熱壓的方式榨油效率較高，但Omega-3脂肪酸是不耐高溫的。一旦開瓶，為了避免其功效降低，請放入冰箱保存。

護眼TIPS

亞麻仁油或紫蘇油，一整天的標準攝取量約為一大匙以上。以這類油脂為淋醬搭配黃綠色蔬菜食用，可說是最理想的方式。

另一方面，只靠魚類來攝取這麼多Omega-3脂肪酸有點困難。對於難以從魚類攝取這類油脂的人，已有廠商推出膠囊形式的相關藥品。在日本，其中也有一些在保險的給付範圍內，例如，武田藥品的LOTRIGA等，便同時含有具代表性的Omega-3脂肪酸EPA與DHA，醫師可開立此種處方藥。

一般都認為抗氧化作用能保護眼睛，雖然關於這方面，目前尚未有醫學證據證實，不過美國有一項大規模研究，針對服用β-胡蘿蔔素50毫克、維他命C 50毫克、維他命E 40國際單位，能否保護視力進行了調查。目前得知的結果是有很高的可能性。

其他還有薑黃，也經常當成具抗氧化效果的食品來運用，同樣是為了保護眼睛。但以保健食品的形式，攝取這些東西可能會有怎樣的副作用，目前並不清楚。如此想來，**多吃黃綠色蔬菜，來攝取具抗氧化作用的營養成分，不僅吸收率佳，也比較安全。**

富含蝦紅素的鮭魚和鮭魚卵

蝦紅素是一種富含於鮭魚魚肉及鮭魚卵、蝦子等的紅色色素。蝦紅素廣泛分佈於動植物界，為橘黃、紅色、紫紅色等色素的類胡蘿蔔素。這種色素具有很強的抗氧化作用，能夠防止活性氧的危害，會將有害活性氧的能量轉變為熱能。比起維他命Ｅ之類的營養素，蝦紅素的抗氧化作用有近１０００倍之多。

蝦紅素同時也具有鬆弛肌肉的作用，可避免與眼睛調節有關的睫狀肌疲勞，而用於識別遠近的深度視力（能夠辨識遠近的視覺能力）的檢測上，亦證實了其改善視覺功能的效果。簡言之，就是對消除眼睛疲勞很有效。

此外，還有報告指出，蝦紅素對近年不斷增加的糖尿病也有效。糖尿病的三大併發症，為糖尿病引起的視網膜病變、糖尿病引起的腎臟病變，以及糖尿病引起的下肢壞疽。其中，**眼科經常診斷到的是——視網膜病變和腎臟病變。視網膜病變是會導致失明的重大疾病，腎臟病變也會引發視網膜浮腫等，與視覺功能有關的嚴重問題。**目前也有研究證實，蝦紅素對這兩者都有改善效果。

含有大量蝦紅素的食材，包括：以每100公克為準，櫻花蝦含7・0毫克、磷蝦含3・0～4・0毫克、紅鮭含2・5～3・7毫克、鮭魚卵含2・5～3・0毫克、紅金眼鯛含2・0～3・0毫克、銀鮭含2・3毫克、毛蟹含1・1毫克、甜蝦含0・8～1・0毫克、帝王鮭含0・9毫克、白鮭含0・3～0・8毫克、筋子（尚未除去卵巢薄膜的鮭魚卵）含0・8毫克。

葉黃素

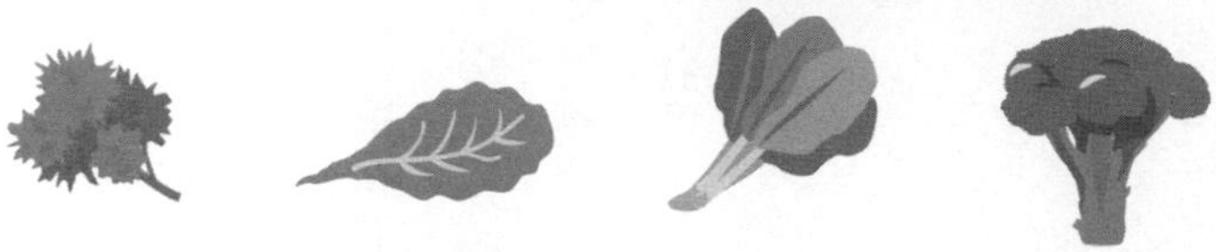

巴西里　羽衣甘藍　菠菜　綠花椰菜

玉米黃素

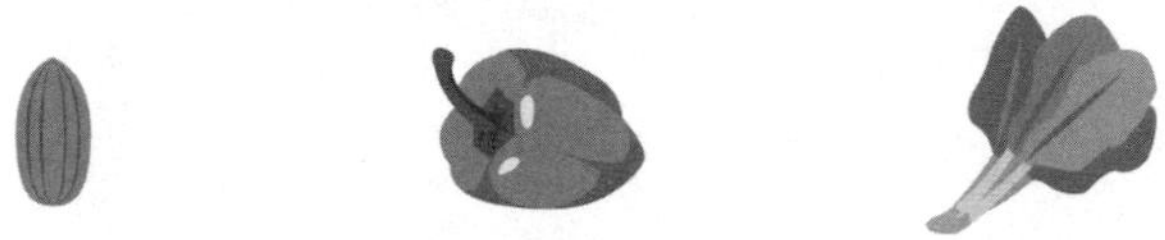

枸杞　甜椒　菠菜

Omega-3脂肪酸

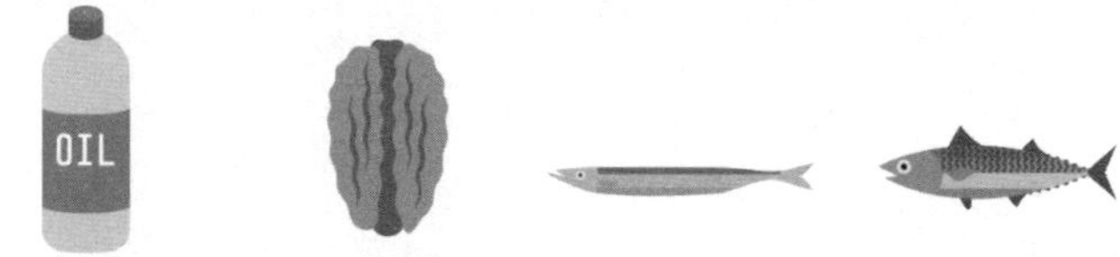

亞麻仁油　核桃　秋刀魚　鯖魚

蝦紅素

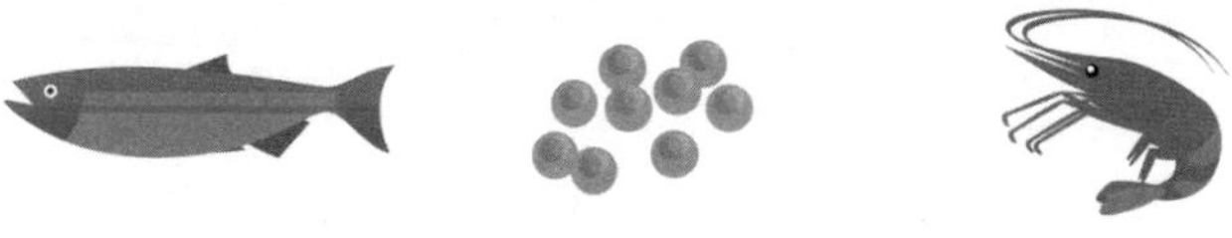

鮭魚　鮭魚卵　蝦子

鮭魚的蝦紅素是怎麼來的？鮭魚的色素源自牠吃的藻類，所吃藻類中的紅色色素會蓄積於體內，而這種藻類叫「紅球藻」。鮭魚長成成魚後，會從大海游回河川，並沿河逆流而上，想必大家應該都曾在電視上看過那情景。

逆流而上的河川有淺灘，鮭魚會因強烈的陽光而暴露在紫外線之下。身體與岩石摩擦，表皮及全身都遍體鱗傷。這時身體因細胞修復而大量產生有害的活性氧。這時，做為一種可中和、消除活性氧的抗氧化物質，蝦紅素便開始大顯身手。

護眼 TIPS

鮭魚會產卵，而鮭魚卵裡也含有很多蝦紅素色素，這個紅色色素會保護鮭魚卵。鮭魚卵若是色素不足，甚至不會孵化。就像這樣，類胡蘿蔔素色素對於細胞的保護是很有幫助的。以富含蝦紅素的飲食來說，紅鮭和鮭魚卵都是很具代表性的食材。

05 斜視其實不一定要動手術

──可用眼鏡或隱形眼鏡來矯正

人眼有一種很重要的功能，叫「立體視覺」。透過用雙眼看東西的方式，可得知兩眼視線的角度，並記得該角度和距離。這是約在一歲半前，就會發展出的雙眼視覺功能。

如果在孩童期有一邊的眼睛視力不佳，雙眼視覺功能就會無法發展。還在媽媽肚子裡的時候，人的眼睛其實是像魚一樣，分別位於臉的兩側，是後來才慢慢往中央靠近。

像唇顎裂（兔唇），就是一種唇部中間裂縫沒閉合的兒童發育障礙。這種發育障礙可透過整形手術治好，而這正是胎兒時期，人臉是分離在左右兩側的證據。受此影響，人的眼部肌肉也是以讓眼睛朝外看的外直肌力量較強。有機會的話，可以趁人睡著時，偷偷打開他的眼皮看看，眼球應該是朝外的。

用兩隻眼睛看一個物體時，眼睛內側的肌肉就必須繃緊，好讓眼球對準物體。換句話說，假設有一隻眼睛很難看清東西，那麼，看不清楚的那隻眼睛，就不會好好地看著物體。由於沒有收到任何刺激訊號讓眼睛去對準物體，內側肌肉就不會繃緊，於是便造成看不清楚的眼睛朝外的狀態。

這樣的異常狀況稱為「外斜視」。如果嬰兒有一隻眼睛朝外，那麼，多半都是朝外的那隻眼睛有問題，看不清楚。雖然也有可能是很嚴重的疾病，不過，通常都只是左右眼的視力差距很大而已，多半用眼鏡或隱形眼鏡就能矯正。

護眼 TIPS

有外斜視的狀況時，首先要做的就是配戴合適的眼鏡（或隱形眼鏡）。眼鏡不僅能矯正斜視，對視力的發展也很重要。

兒童的視力發展到六歲便結束，故需及早發現才行。視力發展若是不好，就會變成所謂的「弱視」，即使事後發現，多數都再也無法發展出良好的視力。

調節性內斜視也能用眼鏡治好

幼兒為強烈遠視時，遠視眼中的水晶體厚度調節力必須比一般更強，否則就會看不清楚。也就是要讓水晶體更厚才行。而當水晶體變厚的同時，會發生匯聚反射現象。這種無意識地使眼睛朝內的匯聚反射現象，也會比一般人更強烈。結果就是導致眼睛嚴重朝內，有時甚至會變成內斜視極端朝內的狀況。

這稱為「調節性內斜視」。請注意，這種「調節性內斜視」可以用矯正遠視的眼鏡治好。有些人會為此急著跑到兒童醫院，要求醫生趕快幫孩子做內斜視手術，如果醫生有注意到這是調節性內斜視的話，那就沒問題，但還是有少數醫院，會對這種應屬於「調節性內斜視」的患者動刀。

實際上我看過不少這種本為「調節性內斜視」，但因誤做了手術反而變成「外斜視」，結果跑來我的醫院求助的病患。如果知道這種「調節性內斜視」是由強烈遠視所引起，就能避免這種醫療事故了。

遠視的孩子容易討厭唸書

「遠視」的眼睛若不經常把水晶體調節得很厚，就會看不清楚。擁有這種遠視眼的人，可以把遠處看得很清楚。所以遠視的人，往往會誤以為自己眼睛很好；又或是在幼稚園或小學做視力檢查時，沒發現是遠視，結果一直都不知道自己其實眼睛不好。

而最麻煩的是，**像這樣遠視的孩子在閱讀書籍（看近物）時，他們的眼睛必須「強力調節」水晶體，使之變得相當厚才行。這對眼睛來說，是非常「疲勞」的**。讀書、寫字等，每次看近物時都很累，也因此，「遠視的孩子容易討厭唸書」。如果你的孩子不愛看書、寫字，搞不好是因為遠視的關係，這是只要好好配一副眼鏡就能解決的問題。

也有一些眼睛的問題可用隱形眼鏡治好

近年來，過敏患者日益增加，不只是空氣，就連食物等也是，許多汙染物質已經侵入人們的日常生活。還有近年來孩子們因考試等沉重負擔，不像以前的人童年時期都在戶外玩耍、健康長大，這也是過敏增加的原因之一。

在各種過敏中，「異位性皮膚炎」會使人經常揉眼睛，進一步增加裸露的眼睛所受到的衝擊。小孩也可能因眼睛的外傷，而發生白內障或視網膜剝離等問題。而拍打或搓揉眼睛，有時可能導致扮演角膜大樑結構的前彈力層

（鮑曼氏膜）破裂。該結構一旦遭到破壞，有人甚至會因眼睛內部的壓力往角膜的脆弱處推擠，形成角膜往外突出的圓錐角膜，也就是黑眼珠部分的角膜曲度變形。

在此補充一下，黑眼珠之所以黑，只是因為下方的虹膜及瞳孔是透明的，所以呈現為黑色。角膜本身是透明的細胞組織，而虹膜如果是藍色，就是藍眼珠。角膜曲度一旦變形，不僅會形成極端的近視，甚至會嚴重到無法靠戴眼鏡來矯正視力。

護眼 TIPS

其治療方法，包括使曲度恢復的角膜環植入術，以及角膜移植手術等。但其實這種圓錐角膜直到初期或中期為止，用硬式隱形眼鏡就能治好。因為眼淚的成分，會流入隱形眼鏡和角膜之間，這樣就能矯正曲度的變形問題。而用隱形眼鏡矯正近視、散光、遠視時，其作用和眼鏡是一樣的。

06 如何輕鬆治療老花眼
——隱形眼鏡的單眼融視法

人人都會老花眼

日本TBS電視台的節目「名醫のTHE太鼓判！（暫譯：保證是名醫！）」曾經播過一集，其內容介紹的是四十八歲的淺香唯小姐，因老花眼而看不清楚近物的狀況。淺香小姐早期是偶像女星，但我第一次在診療室見到她時，她看起來完全不像四十八歲，感覺還是跟青春偶像時代一樣。換言之，外表的青春美麗和眼睛的調節力下降完全無關。

追根究柢，其實是「老花眼」這個詞彙不好。水晶體會隨著年齡增長逐漸硬化，由於硬化而失去彈性，水晶體便無法靠自己的力量膨脹以改變曲度，增加屈光力的能力就慢慢減低。

若將調節力日漸減低的現象，定義為「老花眼」，那麼，調節力的顛峰在二十歲左右，就等於是老花眼從二十歲左右即開始。雖然一般都把看不清近物的現象稱為「老」花，但調節力其實是從過了二十歲左右，就開始降低了。

每個人都會得「老花眼」，無一例外。有些近視的人會說自己不會得老花眼，這真是天大的誤會。近視的人由於不調節也能聚焦於近處，故即使老花，在看近物時也不需調節，而能以裸眼看清近物。

至於遠視的人，則眼球弧度較短，焦點比一般正常的位置更遠，會落在眼球外。因此，比起視力正常或近視等其他狀況，遠視的眼睛必須做出更強力、更大幅度的調節才行。人過了二十歲，調節力便開始降低，有些遠視的人可能三十幾歲就已看不清近物。雖說孩童時期，有些人會以2・0的視力自豪，但其實遠視的人到了四十歲左右，也有很多就已經看不清近物了。

此外，有些女性有賀爾蒙不平衡的問題。調節與水晶體的彈性有關，而這彈性又和女性賀爾蒙關係密切。因此，女性賀爾蒙不平衡的女性，調節力下降得快，很早就發現自己老花的人也很多。

「針孔眼鏡」無法改善視力

在節目中，淺香唯小姐坦承自己的老花眼相當嚴重。她用兩手的手指圍成圓圈，從圈圈裡看近物，說這樣就能看得比較清楚。這其實是眼科生理學現象中，「針孔效應」的一個例子。「針孔效應」就如其字面意義，是指透過小洞觀看時的效果。

外來光線進入眼睛時的寬度，其實相當大，看近物時，來自物體的光線

針孔眼鏡的原理

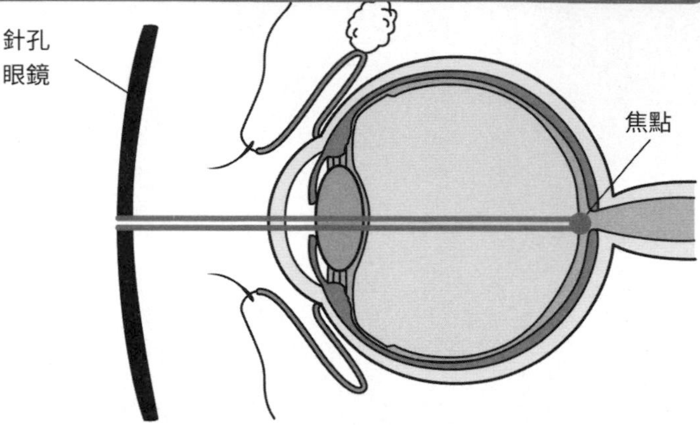

透過針孔眼鏡射入的光束很細，故即使不曲折，也能在視網膜上隱約成像。
但，這並不是視力改善了。

也有寬度。為了讓具有這寬度的光線能夠聚焦於視網膜，就必須把眼睛裡的水晶體調節得較厚，使光線大幅曲折。然而，對老花眼來說，水晶體原本具有的彈性已減弱、調節力已變差，由於無法聚焦於視網膜，所以就看不到。

「針孔」是指透過小洞，故光束會變得又細又窄。通過針孔的是一小束的光。小束光線，範圍很小，因此即使不太曲折，也能在視網膜上成像。

只要透過小洞窺視，即使是老花眼也能看清近物，這種現象其實早就有人發現了。但當然，看到的東西偏暗，也不是非常清晰，就只是看得到而已。**瞇起眼睛試圖看近物時，也是無意識地在利用這樣的針孔效應。**

另外，像近視的人有時也會瞇著眼睛看遠處，這也是「針孔效應」。亦即只要把光束變細，雖說光線的曲折方向和老花眼相反，但同樣是不太需要曲折就能成像，因此，近視也能稍微看見遠處。

有一種叫「針孔眼鏡」的產品，是以簡單獲得「針孔效應」為目的，外觀就像是一副在鏡片上開了小孔的眼鏡。這點子其實早在幾百年前就有了，不是什麼新東西。透過小孔窺視，由於光束很細，所以很暗，無法真的看得非常清晰。與其說具實用性，實際上更像是一種眼科生理學實驗。

但麻煩的是，這也被某些假的眼科醫師說成彷彿能治療老花眼般，利用於詐騙式行銷。說得淺白些，雖然使用「針孔眼鏡」可讓老花眼和近視眼都能隱約看見，但這種方式根本不實用，更別說是能治好老花眼或近視了。

這不過是從小孔來的細小光束，不太需要曲折，也能在視網膜上形成一定程度的影像，於是就能稍微看見，千萬別被這樣的生理學現象給騙了。似乎有一些謊話連篇的人，故弄玄虛，宣傳用「針孔眼鏡」就能治好老花或近視。據說這種便宜易得的商品，還賣得很好呢！世上哪有這麼簡單的事。如果沒有認真地瞭解正確的知識、採取正確的治療，甚至有可能會喪失視力。

戴隱形眼鏡就能逐漸改善老花眼

用手指圍成圓圈狀的做法一點也不實際，更無法真正看清楚。所以我在節目錄影時，便告訴淺香小姐，可選擇配戴矯正近視用的隱形眼鏡，這樣就能遠近都清晰。我所建議的正是依據「單眼融視法」來改變隱形眼鏡度數的做法。

所謂的「單眼融視法」，是一種讓主要的優勢眼負責看遠，讓非優勢眼負責看近的方法。換言之，**就是將優勢眼的鏡片度數調成能看清遠處的狀態，非優勢眼則不做那麼多的近視矯正，而是調成能看得清近物，故意保留一點近視。**

進入人眼的光線資訊，會在視網膜上被轉換為電信訊號，再傳遞至位於大腦後方的後腦。此電信訊號的資訊，被分解成許多細節要素後，進入腦細胞。接著這些要素在側腦被重新組合，並由額葉來理解看到的是什麼。不論是從左眼還是右眼進入，資訊都會被拆散、擷取出其中有用的，再重新組合。

亦即就視覺資訊而言，從左或右哪隻眼睛進入並無影響。即使是一隻眼睛專門接收遠處資訊，另一隻專門接收近處資訊，額葉也只是從中選擇而已。大腦只會意識到是在看近還是看遠。

我想有看節目的讀者們應該都知道了，結果就是令人驚艷地遠近都看得清晰。淺香唯小姐當下非常開心，因為她不僅看得清楚遠處的字，就連近處眼藥水包裝下方，超小的說明文字都看得到。

護眼 TIPS

將優勢眼調整成可看遠，並將非優勢眼調整成可看近的「單眼融視法」，廣泛適用於決定白內障手術的單焦點人工水晶體度數、隱形眼鏡度數，以及眼鏡度數等情況。只用單焦點水晶體，也能做到遠近都清晰，真的是相當值得慶幸的事。

單眼融視法

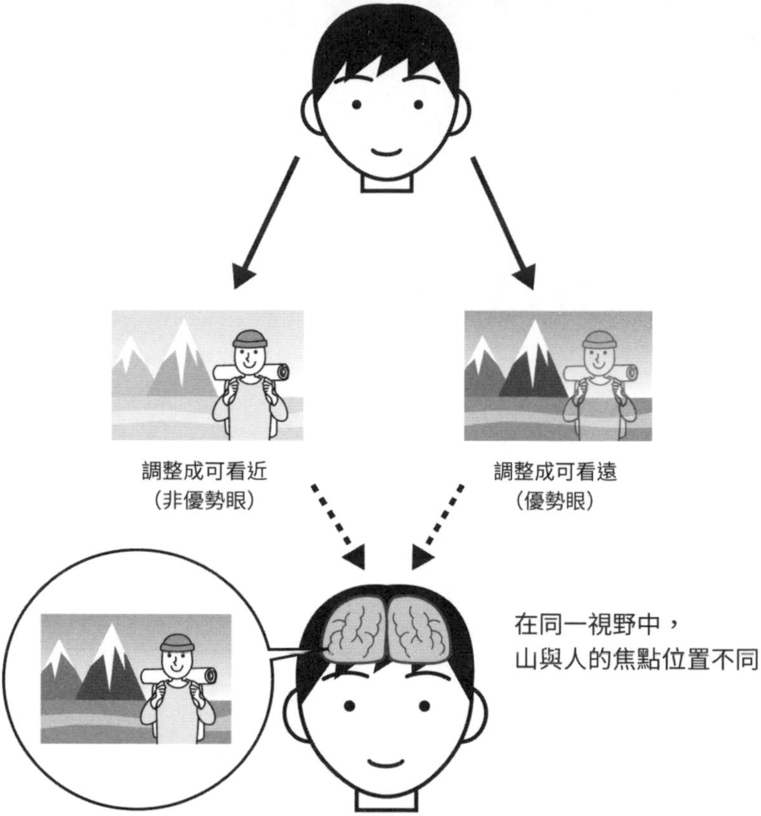

人腦會擷取資訊並識別影像。
不論遠近都是由大腦選擇，裸眼就能看得清楚

單眼融視法是故意改變左右眼的焦點，
由於影像是由大腦來識別，所以不會有問題

在白內障手術後，決定單焦點水晶體度數時而開發出了「單眼融視法」，雖然已經是很久以前的事了，不過，在研究白內障手術之後，該如何決定人工水晶體的度數時，一種由我首度公開於世的方法，就是這個「單眼融視法」。當時還只有單焦點的人工水晶體。所謂的單焦點水晶體，就是指只有一個固定的距離能夠對焦。也就是必須選擇要以近距離、中等距離，還是遠距離為裸眼可見的距離。當時還沒有能讓人不戴眼鏡，就看清所有距離的想法。

讓我們再複習一下基本的視覺成像理論。人之所以能看見東西，是光束經過眼睛的角膜與水晶體曲折後，聚焦於視網膜的關係。然後在視網膜上，感光細胞的蛋白質受光分解，產生電信訊號。

電信訊號會被傳送到大腦後方，並被分解為長度、顏色、傾斜角度等影像細節要素。這些要素是由數億個腦細胞瞬間分割並傳送，而且也是瞬間在側腦被重組為影像。最後額葉會把它拿來與過去習得的記憶比較，藉此判斷目前看到的是什麼。**對人腦來說，到底是由右眼看到還是由左眼看到並無差別。**

因此，在決定白內障手術的人工水晶體度數時，便將其中一隻眼睛（通常為優勢眼）的焦點設在能看清遠處的狀態。而另一隻眼睛（非優勢眼）的焦點，則設在能看清近物的狀態，這就稱為「單眼融視法」。

「單眼融視法」的效果絕佳。只要是用雙眼一起看，不論遠、近，都能看見焦點清晰的影像。換言之，就是以裸眼即可看遠也能看近。畢竟大腦只會選擇要看遠還是看近，因此，這就足以讓多數人過著即使沒眼鏡，也能充分看清楚的良好生活了。

07 睡覺就能進行矯正的角膜塑型術

——適用於不想開刀、輕度近視的人

於夜間配戴特殊隱形眼鏡矯正近視

矯正近視的方法，自古以來一直為人們所關注。早在一千多年前的印度及中國典籍中，就已有相關記載，像是將裝了沙的袋子，壓在眼睛上來治療近視等。其原理在於壓平眼睛的角膜表面，以減緩曲度。外來的平行光線會先被角膜曲折，接著才被水晶體曲折，也就是試圖將進行第一階段曲折處理的角膜曲度減緩。

所謂的近視，是一種眼睛（眼球）延伸、拉長的狀態。一般是經曲折後的光束正好聚焦於視網膜而得以看見，但近視的眼球因為弧度比較長，光線會聚焦在眼球內，到了視網膜處反而進一步散開，所以就看不清楚。若要讓近視的眼睛也能看清楚，就必須把光線的焦點往後移到視網膜表面。

換言之，只要減少光線的曲折幅度即可。光線首先是在角膜被曲折，因此，藉由減少角膜的曲折力，就算眼球弧度較長，光線的焦點也能剛好落在視網膜上。而為了要減少光線的曲折幅度，就必須減緩角膜的曲度，使之平坦化。

針對此目的，最原始的辦法，便是用裝了沙子之類重物的袋子，對眼睛進行一定時間的加壓，以減緩角膜曲度。以此方式即可治療近視一事，就記載於古代文獻中。但正如大家能夠想像的，**角膜本來就是有曲度的東西，故會因眼內的壓力（眼壓）而彈回原狀。也就是說，這方法雖說能治好近視，但只能維持很短的時間。而且還會因為曲度不斷改變，使得視力變得相當不穩定。**

應用了此原理的現代治療方式，正是所謂的「角膜塑型術」。只要配戴硬式隱形眼鏡，則依據隱形眼鏡的曲度，相當於角膜表皮的角膜上皮，便會稍微改變形狀。亦即會變得稍微平坦一些。

利用此現象，於夜間配戴專門設計用來矯正近視的硬式隱形眼鏡，好在睡眠期間積極改變角膜上皮的曲度。隱形眼鏡的壓迫，會讓角膜中央的上皮變薄，其周圍的角膜周邊上皮，則會因鏡片所累積之淚液層的負壓而膨起。於是這種角膜上皮平坦化的現象，就會一直延續至白天。透過這方式，若為輕度近視，白天依舊會處於近視已矯正的狀態，即使裸眼也能看得清楚。這就是「角膜塑型術」的原理。

角膜塑型術並不穩定

只不過「角膜塑型術」對角膜上皮曲度的改變效果，也只是一時的，時間久了還是會漸漸恢復原狀。換言之，視力還是不穩定。

這只適用於屬於輕度近視，即使視力不穩定也想在白天用裸眼就能看得見的人。例如，比賽時不能戴任何眼鏡的職業拳擊手等運動員。但需要穩定視力的飛行員等，由於其工作相當危險，所以禁止使用「角膜塑型術」。

而相對於此，試圖半永久性地改變角膜曲度的方法，則有ＬＡＳＩＫ等角膜切除手術。這種手術，甚至獲得了條件嚴苛的美軍噴射機飛行員的認可。

不想開刀、屬於輕度近視，且白天無論如何都不能戴任何眼鏡的人，就適合「角膜塑型術」。但由於晚上必須戴著硬式隱形眼鏡睡覺，故有時可能導致角膜損傷。嚴重時，甚至會造成角膜內皮損傷，而需要接受角膜移植手術。

如果無論如何都想採用「角膜塑型術」的話，請找一旦有緊急情況時，角膜手術、白內障手術、視網膜手術等，手術治療全都能執行的專業機構，要在有高水準眼外科醫師駐診的地方接受治療為佳。

護眼 TIPS

目前多數的角膜塑型術治療，都是由坊間無法做手術的一般醫師，以隱形眼鏡的衍生形式來開處方。這樣如果發生角膜上皮損傷或角膜內皮損傷，將無法及時處理，這是非常危險的。對於併發症，防患未然相當重要。

08 3D立體圖無法改善視力
——別被坊間的謊言給騙了

去書店觀察一下就會發現，跟「3D立體圖」有關的書意外地多。若只是為了好玩，當然不會有什麼大問題。但在家庭醫學類的書籍中，卻有一些大肆宣揚「3D立體圖」可治療近視及老花眼的著作存在。就結論而言，這是完全沒有任何效果的。

讓我們先從人類為何能看得見立體影像這件事說起。在眼科的檢查中，有一種檢查叫「立體視覺檢查」。例如，左、右各有一張蒼蠅的圖片，然後讓接受檢查的人，戴上特殊的眼鏡來看這兩張圖片。這時右眼看到的就是右邊的圖，左眼看到的就是左邊的圖。兩張圖的線條微妙地稍稍錯開，若具有雙眼視覺功能，便會看見立體圖像。以好幾張這樣的圖片來檢查距離多大程度的差距，都還能看見立體圖像，便是眼科的「立體視覺檢查」。

其原理是藉由感覺與左、右圖片中央線之間的角度，來感受自己與圖像之間的距離。角度越小就覺得越遠，角度越大就覺得越近。

3D立體電影及3D立體圖等，便是運用了這個原理。欣賞3D立體電影時，會戴上特殊的眼鏡，而該特殊眼鏡能讓左、右眼分別看見各自該看的影像，一般是使用偏光鏡片來達成此目的。

亦即依據角度改變光的波長，讓右眼可見到的波長和左眼可見到的不同。這樣就能使左、右眼分別看見不同影像。**實際上，人的右眼視線和左眼視線是具有角度的，人是藉由感覺此角度來認知距離。而此距離感的差異，能讓我們知道所見物體的凹凸及遠近。**眺望遠處時，可看出深谷與遠山的距離；看著近處的人臉時，則能感覺到高起的鼻子及下凹的眼窩等立體感。

電影是顯示在螢幕上的，所以原本是平面影像。而3D立體電影及立體電視的原理，則是讓觀眾戴上特殊的眼鏡，來觀賞有著微妙差異的左右眼影像，以能感受到左右影像的角度。大腦會將此角度與過去的經驗比對，然後判斷距離，並感覺其立體與否。因此，螢幕明明是平面的，影像看起來卻是立體的。獲得奧斯卡最佳視覺效果獎的電影〈阿凡達〉，其飛在空中和深谷的場景看起來都非常逼真，逼真到稍微看久一點，還會覺得有點想吐呢。

看過這種3D立體電影的人就會知道，看完電影後，眼睛往往覺得非常累？這正是3D影像的問題所在。因為右眼和左眼看到的影像不同，而這只是藉由表面上「看起來」左右影像的差距，來讓人感受角度，好讓大腦「誤會」覺得「看起來」是立體的。近二小時的時間，被迫一直「誤會」，大家難道不覺得視神經和腦神經會疲累也是理所當然？

另外，所謂的「3D立體圖」則是不戴眼鏡，而有兩種觀看方式。一種

3D電影的原理

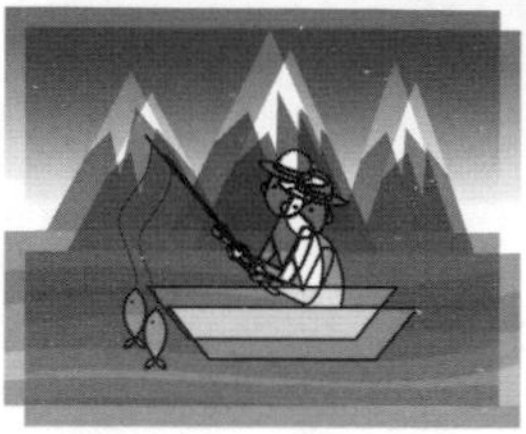

混合了兩個影像的影片
(肉眼看來是模糊的)

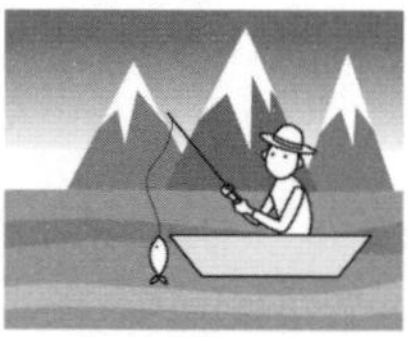

為左右分別的影像，各自與中心間的角度不同。人是靠角度來測量距離，左右角度不同，故會判斷左右影像的距離不同。

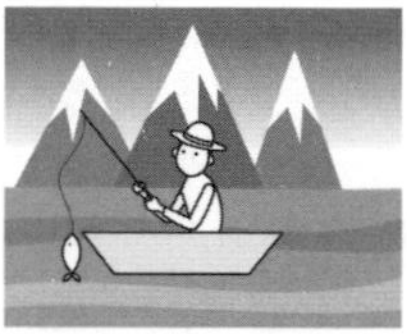

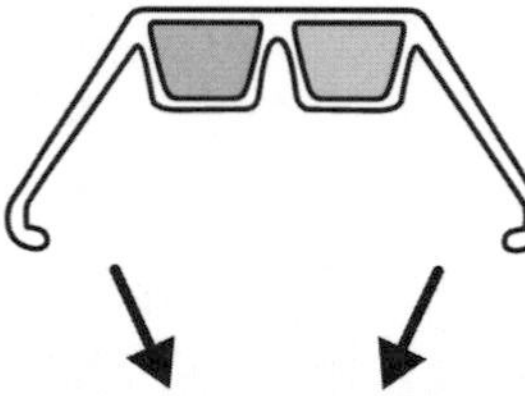

亦即運用特殊眼鏡將左右影像看成不同距離，而左右合併起來，就是3D立體影像，讓人覺得角度不同的左右影像彷彿位於同一視野中，藉以呈現立體感。

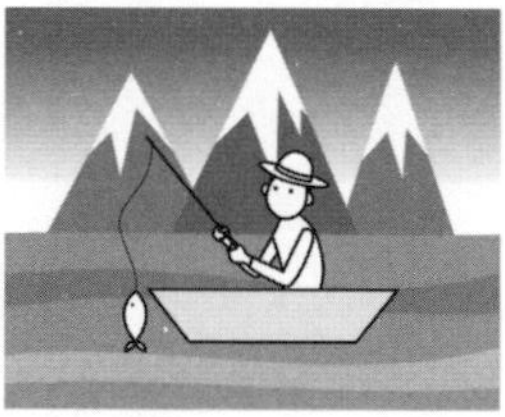

大腦將左右影像的角度不同，認知為距離差異。
將兩個影像重疊，看起來就是立體的。

是以看遠處的方式維持「平行視線」來看眼前的3D立體圖；另一種則是用鬥雞眼，以「交叉視線」的方式，來看眼前的3D立體圖。亦即3D立體圖利用的也是這種錯開左右影像，好讓人感受其角度差異的方式，來呈現立體影像的大腦錯覺。

這其實是自古以來一直都存在的眼科生理學現象之一，叫「錯視」（故3D立體圖亦有3D錯視圖之稱）。

我記得開始有人出版「3D立體圖」這類錯視圖集，已經是很久以前的事了，那時讀者們只是單純把它當作一種有趣的「錯覺」來娛樂自己。

然而，看了最近的「3D立體圖」書籍卻發現，有很多竟是標榜有治療近視及老花眼、改善視力等效果。利用平行視線的3D立體圖則是採取和看遠處時一樣的視線，故比交叉視線更輕鬆，但當然不可能有治療近視或老花眼的效果。

我想，原本製作這種「3D立體圖」的人，純粹是想做出利用「錯視」的有趣作品，但後來卻開始有自稱眼科醫師的傢伙，將之出版成了標榜看「3D立體圖」可以改善視力之類的奇怪書籍。只因為標榜「3D立體圖能夠改善視力」的話，書可能會賣得比較好。

「3D立體圖」是讓左右眼分別看不同的影像，所以眼睛會很累。而這樣的眼睛疲累，意味著比一般更強烈的睫狀肌疲勞。再加上是把不同的左右影像，當成實際影像來強迫大腦產生錯覺。因此，視神經和腦神經都會比平常更累。

護眼TIPS

所以結論是，別說改善視力了，搞壞眼睛的可能性反而還比較高。至少嚴重的眼睛疲勞一定有，但讓視力變好或改善近視、老花眼什麼的，是絕對不可能。

「3D立體圖」終究只是用於原本享受「錯視」樂趣之目的。然而，有些人卻基於希望書籍大賣的意圖，在書中傳達完全錯誤的資訊，就連「3D立體圖」原本的價值都被扭曲、破壞了。

錯誤知識在社會上四處蔓延

去書店的健康書區逛逛，便會發現光是眼科領域，就有好多錯得離譜、反而會把眼睛弄壞的「視力相關書籍」被放在架上銷售。諸如「〇分鐘即可改善視力」、「改善視力的眼球運動」、「看3D立體圖讓視力越來越好」、「欣賞美麗照片就能改善老花與近視」之類的書名，一字排開。這些書別說是對眼睛健康有益，很多根本就充滿了反而會對眼睛造成傷害的內容。

最典型的，就是所謂的「眼球運動（眼球操）」。若遵循這類書籍的教學，在眼睛周圍按壓敲打的話，可能會導致白內障或視網膜剝離。**激烈的眼球運動，不僅無法防止眼睛老化，反而還會造成一堆因玻璃體纖維晃動，導致視網膜被扯破的視網膜剝離患者。**

另外，還有標榜「看照片，顧眼睛」的書。翻開這類書籍，裡頭都是遠處有高山，近處有田野的美麗照片。雖然，書裡寫著看了照片裡的高山與田野就能治好近視及老花，但別忘了照片其實是平面的。**平面的照片不管看幾遍，都不是真的在交替觀看遠處與近物。**只是一直在看近處的照片而已，所以只會讓眼睛疲勞，反而使視力更差。又或者這些書的目的，其實只是要透過施加心理暗示，來讓人體驗到眼睛彷彿變好了的錯覺？

護眼 TIPS

如何？是否覺得這些理論聽起來很不合理呢？購買這些簡易實用書，可不只是浪費時間和金錢而已。要是真的照著這些書中的方法去做，別說是改善視力了，反而會弄壞眼睛。這世上沒有輕鬆簡單的方法。若是真的想改善視力，就請學習正確且是世界最先進的知識吧。

Chapter

— 03 —

避免視力繼續惡化的方法

拋下以往陳舊的護眼觀念，學習最新正確的知識，並實踐於日常生活中，常保雙眼活力。

09 滑手機要小心別超時！

——一天請控制在1小時以內

最近愛滑智慧型手機的人實在很多。不論東京還是紐約，每次搭電車，我都會很驚訝地看到好多人專注地盯著手機螢幕。他們不是沉迷於社群網路，就是在瘋狂地玩手機遊戲。但長時間持續看手機，很可能會對眼睛造成不小的傷害。

LED燈會傷害眼睛

已有研究報告指出，現在許多人都暴露在LED燈所發出的短波長、高能量藍光下，而這種藍光會損害視網膜。藍光是可見光中，波長最短、能量最高的，故不僅會傷害眼球表面，甚至會損及眼球內部。

而ＬＥＤ燈也正是手機的光源。換言之，一直看手機的人，可能會因ＬＥＤ燈而引發視網膜病變。ＬＥＤ燈普遍存在於我們的生活各處，除了手機外，電視、電腦、家用電燈、汽車的大燈等，也都會釋放出大量藍光。據研究報告指出，這些都對視網膜有害。特別是手機，由於是近距離專注、持續地看著ＬＥＤ螢幕，故需格外注意。

儘管採用傳統光源的電視等造成的危害，也一直為人們所強調，不過我認為，光源為波長、比傳統光源短許多的ＬＥＤ智慧型手機或新型電視，所造成的危害更值得注意。到底一天大約可看幾小時呢？

雖然電視也是用ＬＥＤ光源，但因為觀看時的距離較遠，再加上很少會長時間目不轉睛地一直盯著螢幕，所以還好。真正的大問題，在於長時間使用手機或玩手機遊戲。

護眼 TIPS

尤其孩子們的眼睛還在發育中，若年輕時眼睛就受損的話，是無法復原的，所以應該要嚴格些才好。未成年者看手機的時間，最好以「一天最多一小時」為基準。時間越長，對眼睛的傷害越大。

如果從孩童時期眼睛就逐漸受損，那麼，成年後出現嚴重眼部病變的可能性，就會增加。最近似乎四十幾歲就罹患白內障或視網膜黃斑部病變的案例，有日益增多的趨勢。雖然不能一概而論，不過這些在智慧型手機開始流行時，正好迎接童年時期而每天使用手機的人們，於成年後，即將邁入四十歲時，很多可能都已罹患需要動眼科手術的眼部病變。

美國眼科醫學會AAO在其公開會刊中，建議採取一種名為「20－20－20（twenty-twenty-twenty）」的方法。這是一個口號，意思是使用手機時，應每隔20分鐘，休息20秒，並望向位於20英尺（約6公尺）以上距離處。

我最近在接受電視採訪時，曾被問到：「日本有一則網路新聞報導說『美國眼科醫學會AAO報告指出，手機不會對視網膜造成損害』，您怎麼看呢？」。

讀過這篇報導的原始英文版資料來源後，令人驚訝的是，提出「手機不會對視網膜造成傷害」報告的，其實是一位斯里蘭卡的生理學基礎研究人員，並不是醫師，美國眼科醫學會已對此表示抗議。

「沒有實際診斷人眼，且研究方法並不正確。手機的藍光會損害視網膜是事實，這種錯誤的聲明會毀了人的眼睛，十分令人困擾。」——紐約哥倫比亞大學的眼科醫師等發出抗議聲明，並刊登於AAO的官網。也就是說，那則發佈於日本的新聞，把原文理解為相反的意思了。人們總是傾向於選擇輕鬆的，雖然不知道是故意還是單純誤譯，但發佈出這樣不正確的訊息真的是很糟糕。

10 隱形眼鏡久戴可能會傷眼

——一天不可配戴超過8小時

隱形眼鏡原本是一種醫療器材，因此戴隱形眼鏡的人，應該要把自己視為「病患」才對。為何要把話說得這麼嚴重呢？因為雖然只是隱形眼鏡，但依據使用方式的差異，也有可能導致失明的問題。

然而，就像大家在有色隱形眼鏡上可看到的，隱形眼鏡已被視為流行時尚的一部分，很多人甚至隨便上網購買，但這些人的眼睛其實很多都有可能不健康。

有色隱形眼鏡的潛在危險

在前述日本TBS電視台的節目「名醫のTHE太鼓判！（暫譯：保證

是名醫！）」中，就有一位參加錄影的年輕女模特兒有隱形眼鏡的問題，她也是透過網購買隱形眼鏡。

有色隱形眼鏡上附有色素，而色素本身就會傷害眼睛，再加上透氧性又差，因此長時間配戴會引發眼部病變。事實上，這位年輕女模特兒的眼睛，已經產生了角膜內皮細胞病變。角膜內皮細胞是維持角膜透明度的重要細胞，一旦受損就無法再生。我強烈警告她，若是再繼續長時間配戴同樣的有色隱形眼鏡，總有一天，會惡化到必須進行角膜移植。

不幸的是，目前有類似狀況的年輕女性真的相當多。這種人多半都是某天突然就跑來醫院，說自己眼睛很痛，什麼都看不見。經過仔細檢查後，往往發現其角膜混濁、內皮細胞減少，還引發了感染，有些患者甚至有角膜穿孔的現象。

由於角膜穿孔是相當緊急的，故這時我會打電話給有合作關係的美國最大眼庫，請他們緊急送來移植用的眼角膜。日本和美國約有12小時的時差，一般來說對方應該是不會理我。但我在美國眼科醫學會擔任董事，也醫治過很多美國病患，所以他們願意以最快的速度，趕早上第一班飛機把好的角膜送來。美國人不論好壞都講求「give-and-take」（有來有往），對於有協助過他們的人，會給予最大的援助。

不是人人都適合戴隱形眼鏡

其實，不適合戴隱形眼鏡的人相當多。隱形眼鏡，就像是種「漂浮」在淚液上的東西，所以基本上不適合淚液分泌較少的人。

雖然許多廠商都打著廣告說「我們的隱形眼鏡具有70％的高透氧性，可長時間配戴」、「以溫和不傷眼的材料製成」等，但畢竟販售方的目的並非治療，而是「販賣」。既是為了賺錢而說的話，就得先抱持著懷疑的態度。

透氧性這種東西，不過是隱形眼鏡工廠出貨時的數值，**一旦戴在眼球上開始使用，蛋白質、油脂及鈣質等汙垢就會附著在鏡片上，導致透氧性變得越來越差。**

進入角膜的氧氣，多半是從外部空氣中溶入淚液後，藉由氧氣的濃度梯度現象而進入角膜細胞。硬式隱形眼鏡可透過眨眼的動作，順暢地在眼球表面滑動，使鏡片和角膜之間的淚液排出，並讓新的淚液進入間隙，以供應角膜氧氣；軟式隱形眼鏡則是透過眨眼的動作，讓鏡片如幫浦般運作，藉此吸進新的淚液。如果淚液不夠，或者隱形眼鏡與眼睛的曲度不符，以致於無法滑動，淚液就無法替換，角膜便無法獲得充足的氧氣。

淚液分泌較少或有乾眼症的人，本身就不適合戴隱形眼鏡。一旦氧氣無法有效抵達黑眼珠部分的角膜，在角膜表面的上皮細胞便會受損，表面細胞會死亡，產生很多細小的傷口。這時通常會覺得眼睛粗粗地有異物感，或是眼睛變得紅紅的。

若是盲目地相信廠商的廣告宣傳，一心以為自己戴的是「溫和不傷眼」的隱形眼鏡，就會真的一整天都戴著。麻煩的是，軟式隱形眼鏡會覆蓋眼睛表面的傷口，故也具有暫時隱藏疼痛的效果，有時不知不覺就因此拖延了治療的時機。

角膜表面若是產生傷口，通常能感受疼痛的三叉神經會感覺到粗糙或疼痛，馬上就會知道有問題。只要不配戴會讓人暫時感覺不到疼痛的軟式隱形眼鏡，就不至於延誤治療。因貿然配戴軟式隱形眼鏡，而難以感覺到異常，有時甚至可能發生角膜持續發炎，最終導致穿孔的狀況。

配戴隱形眼鏡的時間應低於8小時

在此告訴大家隱形眼鏡的配戴原則。首先，配戴時間再長也請控制在8小時以內。配戴時若眼睛感覺異常（疼痛、發紅、看不清楚、眼屎多等），請立刻拿掉隱形眼鏡，改戴一般眼鏡，世上沒有溫和不傷眼的隱形眼鏡。

角膜表面的傷口可能會引發細菌感染，而細菌會釋出可溶解人類細胞壁的物質。因此，若是繼續戴著隱形眼鏡，角膜細胞的細胞壁就會被溶解，進而穿孔。然後細菌便由這小孔入侵眼睛內部，逐漸擴散並增加。

容我再次強調，**請大家務必要知道，隱形眼鏡有可能損害角膜內皮細胞。呈現蜂巢狀的角膜內皮細胞一旦死亡，便無法再生。**而角膜外傷和對細胞的供氧不足，都會導致角膜內皮細胞死亡。細胞要是死了，隔壁的細胞就會整個變大並延展過來。角膜內皮細胞的密度，一旦下降到每平方公釐不到1000個，便會難以維持其透明度。若損傷繼續惡化，下降到少於600個的話，通常角膜就會開始變混濁，因為內皮細胞的幫浦作用（將角膜細胞內的水分推出去的作用）變得不足。一旦像這樣發生角膜混濁的情況，有時就可能需要進行角膜移植手術。

在充分理解隱形眼鏡會引發如此恐怖的狀況後，就應小心地盡量避免長時間使用。當然，並不是一定會發生這種狀況，只是有可能，而且也有個人差異。但若完全不知道有可能發生的各種風險，就會不在乎地採取危險的使用方式。

護眼 TIPS

請記住一天最多8小時的原則，並盡力遵守。如果工作時非戴不可，那麼，一旦超過8小時，最好換戴一般眼鏡，而回家後或休假時，盡量戴一般眼鏡讓眼睛好好休息也很重要。希望大家務必意識到，隱形眼鏡是可能造成眼睛損傷的「醫療器材」，否則後果真的不堪設想。

11 乾眼症患者少戴隱形眼鏡

——嚴重者很有可能導致失明

如前所述，乾眼症患者是不適合戴隱形眼鏡的代表性族群之一。所謂乾眼症，是指因防止淚液乾涸的角膜表面油脂量減少，導致淚液乾涸、淚液的分泌量減少，又或是因發炎等原因，導致淚液的品質下降，使得潤滑眼球表面，並維持角膜表皮細胞正常的能力變差的異常狀態。據推測，日本大約有800～2200萬名的乾眼症患者。此外，也有報告指出，**從事辦公室工作的人，每三人就有一人患有乾眼症，而且每年都有增加的傾向**。

乾眼症的主要成因

之所以會罹患乾眼症，一直以來，大家都認為淚液分泌太少是主要原因。但最近的研究發現，因淚液分泌少而造成的乾眼症至多不過占一成左右。使淚液停留在角膜表面的油脂成分非常重要，而在眼皮裡，產生這種油脂成分的瞼板腺異常，似乎占了乾眼症成因的八成。

亦即缺乏充足的油脂供給來包覆角膜，角膜很快就變得乾燥，於是角膜上皮便會受損。至於剩下的原因，在過去並未獲得太大關注，但有不少報告指出，其實眼睛發炎也會導致乾眼症。令我驚訝的是，不同於日本傳統的說法，在我自己的乾眼症治療經驗中，因發炎導致的乾眼症，和因瞼板腺異常以致於保護角膜表面的油脂不足而導致的乾眼症，也比想像中要多得多。

反過來說就是，日本傳統的乾眼症治療，幾乎全都是以解決淚液不足為目標，藉由滴入成分近似淚液的眼藥水來治療，而這樣的方式幾乎是沒有任何效果，亦即治療方法並無對症下藥。

乾眼症卻勉強戴隱形眼鏡的話

由乾眼症等原因引發的表層角膜細胞異常，若是繼續惡化，角膜就會混濁，甚至可能造成視力減退。要是放著不管，細菌便會附著在受損的角膜上，也有引發角膜炎的可能性。引發角膜炎的細菌會溶解角膜，造成穿孔，進而引起眼內炎，甚至可能導致失明。

雖說乾眼症患者絕對不適合戴隱形眼鏡，但其中有一些人是為了消除角膜不適，而將軟式隱形眼鏡當成繃帶般配戴。角膜發生病變時，是角膜表面的細胞受損，位於角膜中、可感受疼痛的三叉神經受到刺激，於是產生粗糙或疼痛感。若是繼續配戴軟式隱形眼鏡，則由於鏡片包覆在角膜表面，眼睛就不會感覺到異常，故有可能會更進一步惡化。這是非常不好的。

一旦如此，角膜必定會變得越來越糟。表面的損傷會擴及角膜本體，有可能造成角膜全層穿孔。如果感覺到角膜不太對勁，請停止配戴隱形眼鏡。

護眼 TIPS

千萬別小看隱形眼鏡。一定要記得，隱形眼鏡有可能引發會導致失明的疾病。讓我再強調一次，「隱形眼鏡一天最多只能戴8小時」。此外，準備一副一般的眼鏡隨身攜帶也很重要，這樣在感覺到眼睛異常時才能夠隨時換戴。

容易罹患乾眼症的族群

那麼，怎樣的人容易罹患乾眼症呢？首先，乾眼症以老年人居多。隨著年齡增長，淚液的分泌會減少，品質也會變差。就性別而言，女性有較容易罹患的傾向。還有做辦公室內勤工作的人，之所以很多都有乾眼症，主要是因為總是一直看著電腦螢幕，再加上不太眨眼的關係。而空間環境也很重要，有開空調的地方多半同時也很乾燥，需要搭配加濕器才行。

抽菸也不好。具血管收縮作用的尼古丁，對眼睛來說是最毒的東西，煙霧裡又有很多一氧化碳，會使角膜處於缺氧狀態。

此外，服用藥物也會導致淚液的分泌減少。具抗膽鹼作用的高血壓藥及抗癌劑，亦會導致乾眼症惡化。眼藥水由於含有酒精類的防腐劑，故有時反而也可能引發角膜上皮病變。還有結膜因老化而下垂的人，也容易因刺激而罹患乾眼症。

眼科的檢查相對較簡單。就是做淚液分泌檢查（Schirmer's Test），或是以螢光素液將角膜表面染色後，觀察表面的損傷情況。

常見的乾眼症治療

在治療方面，有增加淚液中黏液素分泌的眼藥水，也有防止乾燥的眼藥水。增加環境濕度的加濕器也有一定效果，還有用眼鏡來防止乾燥的做法。

在手術方面，則有用名為淚點塞的小蓋子塞住淚液出口，好讓淚液無法從淚點流出的方法，也有以手術封住淚點的做法。

護眼 TIPS

而最簡單的，有意識地增加眨眼次數也會有效。在辦公室工作的空檔點一下治療用的眼藥水，閉起眼睛稍微休息一下，或者把泡過熱水的毛巾擰乾後拿來敷眼睛也很不錯。

瞼板腺異常的治療

這部分雖然已講過，但因為很重要所以請讓我再說一次。乾眼症是因淚液分泌過少所導致這點，不只是病患，就連眼科醫師也曾如此深信。然而我從近幾年的國際眼科學會報告中逐漸瞭解到，因淚液分泌過少造成的乾眼症不過占一成左右，其實乾眼症有八成以上，都是由在眼皮裡負責分泌油脂的瞼板腺異常所導致。

而瞼板腺的異常，通常都是分泌油脂的腺體出口塞住了，即所謂瞼板腺堵塞問題。針對這部分，目前有疏通該油脂分泌腺的辦法。包括較簡單的將堵塞的油脂結塊清掉的方法，以及實際擠壓、按摩眼皮的瞼板腺部分的方式。但實際擠壓會有點痛，故不能太用力。國外有開發出可溫熱瞼板腺且同時輕壓眼皮的機器，甚至還有人開發出以雷射照射的方式，讓瞼板腺分泌順暢的乾眼症治療裝置。

乾眼症的治療

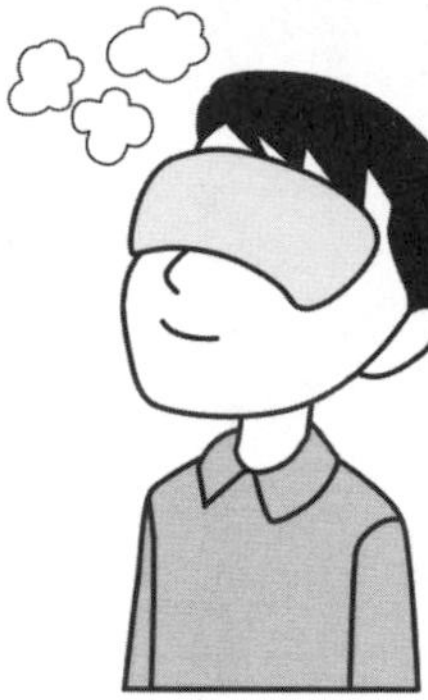

①將泡過熱水的毛巾擰乾後，敷在眼睛上

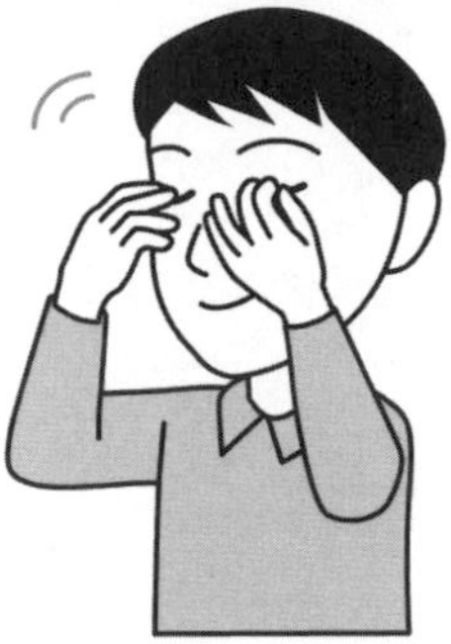

②不要按壓眼睛。以手指捏住眼皮輕輕搓揉即可

接著，來介紹一些實際的治療方法。首先，將泡過熱水的毛巾擰乾後，敷在有瞼板腺的眼皮上，先軟化瞼板腺內的油脂。接著用手指捏住有瞼板腺的眼皮，像按摩般地輕輕搓揉。在泡澡時做這動作也很有效。但請不要過度按壓眼睛，怕眼球可能因此受傷。

另外務必注意一點，化妝時總是會畫眼影等眼部彩妝的人，很容易發生瞼板腺堵塞的問題。彩妝在顯微鏡下，看起來就是一些黑色粉末與色素髒汙，而我經常看到除了這些髒汙外，還黏著乳液等骯髒油性成分的眼皮。這類狀況，也是造成瞼板腺堵塞的原因之一。

先前提過，日本TBS電視台的節目「名醫のTHE太鼓判！（暫譯：保證是名醫！）」中，有一位參加錄影的來賓是芳齡二十幾的現職模特兒。她不僅一天到晚戴著有色隱形眼鏡，還一整天都頂著眼影等的完整大濃妝。據說，有時甚至沒卸妝就直接睡了。以顯微鏡觀察其眼皮發現，瞼板腺明顯堵塞，有嚴重的乾眼症，再加上有色隱形眼鏡造成的損傷，角膜病變十分嚴重。而且不只是角膜的表層細胞，甚至還有因缺氧導致的嚴重角膜內皮細胞病變。跟她本人談過後，她表示素顏的感覺實在是太害羞、太丟臉了，所以她非得化妝不可。

若是想保護眼睛，化妝適度就好，一回到家請立刻徹底卸妝，務必保持眼皮的清潔。通常妝都是從遠處看，所以才會覺得美。但對以顯微鏡來看的眼科醫師而言，畫在眼睛周圍的眼妝，都只是一些佈滿著黑色色素及油脂的皮膚髒汙。

請試試看，看你能否持續睜開眼睛10秒以上。若覺得眼睛很乾很痛，沒辦法持續睜開的話，可能就有乾眼症。不過，只要接受正確的治療就不需擔心。尤其是瞼板腺堵塞的治療，比淚液分泌的治療更為重要。

此外，因發炎導致乾眼症的症狀也不少，而這種用消炎藥就很有效。其中類固醇最能夠徹底消炎，但會變得容易感染，故我認為以類固醇搭配抗生素眼藥水的方式是比較理想的。但由於有些眼科醫師並沒注意到發炎會引發乾眼症，所以大家也有必要知道這種治療方式。

12 眼球操有導致視網膜剝離的危險

——流傳於坊間似是而非的眼睛治療陷阱

因眼球操引發視網膜剝離的患者遽增

大約十幾年前，有位精神科醫師開始在電視上提倡所謂的「眼球操」。亦即試圖透過眼球猛烈的上下、左右轉動，來達到眼睛健康與防止老化之目的。

但這其實只是外行人光靠感覺想出來的，是非常不安全的行為。然而，卻有相當多的中年婦女們信以為真，為了防止眼睛老化，認真地實行了這項運動。

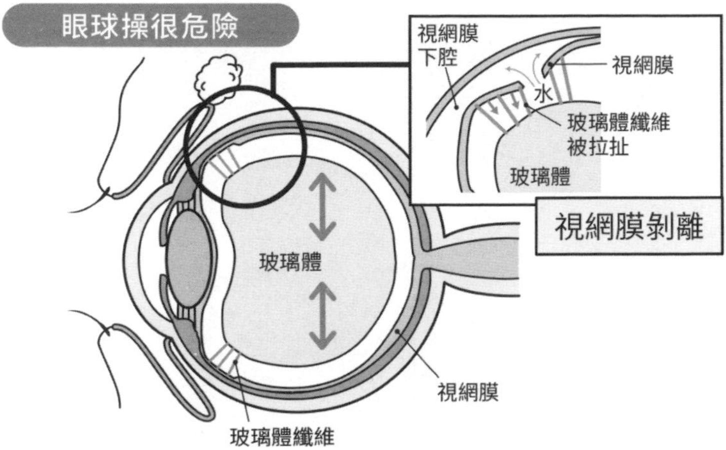

玻璃體搖晃，連接著視網膜的玻璃體纖維就被拉扯，可能會拉破視網膜。
而當水流入視網膜下腔，便導致視網膜剝離

結果就出現了一大堆因為做了這項運動，使得眼球內部的玻璃體纖維劇烈晃動，導致接在該纖維末端的視網膜，被扯破的視網膜剝離患者。

一旦猛烈地轉動眼球使玻璃體纖維晃動，則原本就拉著視網膜的纖維，便會以更大的力量拉扯視網膜，正是這力道讓視網膜周圍出現了裂孔。

若是再繼續進行此運動，位於該纖維斷裂端的視網膜小裂孔，就會被越扯越大。然後眼球裡的水就會從裂孔流入視網膜下腔，於是引發視網膜剝離。

人到了中年以後，玻璃體會收縮，收縮的部分會被水替代，故玻璃體纖維尤其容易晃動。而由於這玻璃體纖維連接著視網膜，因此一旦晃動，就可能拉扯出視網膜剝離的問題。

實際上就曾有好幾位中年病患，因為很認真地做該運動導致視網膜剝離而來我的診所求診，這樣視網膜剝離的緊急手術我已做了不知幾次。眼球運動療法實在是太擾人了，千萬做不得。

護眼 TIPS

一般人可能會覺得「劇烈地轉動眼球」和「藉由跑步維持健康」是類似的運動。但其實，劇烈轉動眼球的行為，就等於是用力搖晃眼內的玻璃體纖維，不僅對增進健康和防止眼睛老化等毫無助益，甚至還可能引發視網膜剝離。請大家務必牢記這點。

13 眼球是裸露的臟器

——不當施力於眼球會對眼睛造成傷害

除了眼球運動外，也有一些書標榜「〇分鐘即可改善視力」，書中寫著所謂的簡易眼睛健康法。而實際閱讀其內容後發現，描述的盡是一些按壓、搓揉眼睛及其周圍部位的做法。

不可思議的是，這種書似乎賣得很好。如果內容無傷大雅，我也不會在意。但這些內容如果有讀者認真照做了，是有可能對眼睛造成危害的，所以我無法睜一隻眼閉一隻眼。

眼睛是「裸露的臟器」。為了盡可能直接納入光線，眼睛是「裸露的」，沒有骨頭保護，對外力可說是毫無防備。有花粉症或異位性皮膚炎等問題的人，有可能因搓揉、拍打眼睛，而引發白內障及視網膜剝離、圓錐角膜等嚴重損傷。

異位性皮膚炎患者，往往會因為眼睛癢得難以忍受，於是便用手抓眼睛或揉眼睛，有時甚至還會拍打眼睛。他們雖然知道這樣刺激眼睛不好，但實在是癢得忍不住了，所以才用手抓；而明明沒有眼睛癢的問題，卻照著那些書裡寫的去搓揉或敲打眼睛的話，也會和異位性皮膚炎患者一樣，有引發白內障、視網膜剝離或圓錐角膜等的可能性。

護眼 TIPS

眼睛是裸露的臟器，絕對不能搓揉或按壓、拍打。正因為實際上真的有讀者認真照著那些書裡寫的實行後，引發了白內障及視網膜剝離等問題，所以絕不能輕忽。

總覺得這些書，乍看之下包含著東方醫學與民間療法的技術，但其實只是憑感覺在提倡似乎對眼睛好的做法。

我是西醫認證的眼外科專業醫師，同時也是東方醫學學會所認證的專業醫生。包括眼睛周圍的穴道在內，具備了完整的專業知識。依我看來，要獲得健康，沒有什麼輕鬆簡易的辦法。大家應該知道，要保護自己，最重要的就是不輕信未經實證的資訊。

14 眼睛只會越洗越脆弱

——對眼睛真正有用的成分會被洗掉

這也是個在日常生活中很常見的行為，故請務必注意。例如，現在還是有人會在游完泳後洗眼睛。前陣子我才看到一支電視廣告，宣傳的是可洗掉花粉及汙垢的洗眼液。在鄉下的眼科診所，偶爾也會看到這種「洗眼睛」的行為。

曾有過一段時期，人們是以洗眼睛的醫生來嘲諷眼科醫師。日本是個眼科發展受阻的國家，但在其他先進國家，眼科醫師屬於外科醫生，可是菁英分子。若有辦法，我真的很希望能消除對於眼科醫師的誤解。

容我再次強調，「眼睛是裸露的臟器」，這點非常重要。就因為裸露，所以很怕外來的刺激，因此，保護眼睛免於外來刺激是最重要的。

舉例來說，日本學校的公共泳池有些設有洗眼設施。但其實用自來水洗眼睛是不行的，除非有什麼很嚴重的髒東西跑進眼睛裡，不然，眼睛基本上不是可以洗的器官。

淚液中含有可防止乾燥的油性物質及黏液素等，可保護角膜的成分，一旦用水洗眼睛，這些成分就會被洗掉，角膜就會受傷。

更何況，自來水並不是無菌的。很多人或許以為既然都經過淨水廠處理了，有消過毒，應該很乾淨才對，但其實只是細菌低於一定數量，並非無菌。依地區不同，自來水也是可能含有阿米巴原蟲的，而且還殘留著消毒用的氯。所以請記得，一旦沖洗眼睛，眼睛的重要成分就會流失，還會被受汙染的自來水弄髒。

在某些電視廣告中，廠商以「花粉症發作的時候就洗眼睛」的說法，大力推廣用硼酸等洗眼睛的容器，也是相當荒謬。不僅把重要的油脂層及角膜保護成分給洗掉了，那樣的容器還會把髒掉的「汙染液」，散佈至眼睛各處。正是這些似是而非的藥品，使得眼部疾病不斷增加。

我曾參觀過某個鄉鎮地方的眼科醫院，他們有洗眼睛的設備。病患們每天被叫來，幾十個人排著隊，放個嘔吐盆在眼睛下方，然後由護士用硼酸一個接著一個地洗眼睛。病患或許覺得很舒服，但對眼睛有用的成分會被洗掉，反而無法治好眼部疾病。

結果便是病患每天都跑那家醫院，據說，一個醫生要看300個以上的病人。因為雖然病沒治好，但每天來洗一洗眼睛就會覺得比較舒服。這簡直就是一種讓人「求生不得求死不能」的情況，十分諷刺，也很可怕。我真的很希望病患們務必要取得正確的資訊，保護自己的眼睛。

如果硬要說有哪些情況是「非洗眼睛不可」，那就是有異物或灰塵跑進眼睛時，有可能就非洗不可了。但一樣還是要避免這類情況發生。為了預防這類情況發生，在灰塵多的地方最好戴眼鏡，而較大的眼鏡保護效果較佳。

15 下水游泳前，請務必戴上泳鏡

——避免眼睛接觸毒性強烈的氯

在眼睛的保護方面，水的汙染是一大關鍵因素。尤其公共泳池的水都很髒，故在這類泳池裡游泳時，保護自己的眼睛非常重要。泳客眾多的游泳池，水汙染很嚴重，應該沒人會以為是無菌的，不過，覺得也沒髒到哪裡去的人恐怕還是不少。

游泳池、海邊及湖邊的游泳區，雖然都有細菌數的標準規定，但並非無菌。一定數量的細菌是在允許範圍內的。而為了防止細菌的數量增加，便會將氯化物藥劑放入泳池中消毒。

不用我多說大家也知道，氯會損害眼睛的角膜。**如果不戴蛙鏡（泳**

鏡），直接在泳池裡睜開眼睛的話，眼睛的角膜就會「被汙染，並直接接觸到含氯的水」。

這時，要是角膜稍微有一點點傷痕，細菌便會試圖從該處進入眼睛。而且角膜是由細胞構成的，這種活著的細胞也很容易受到氯的影響。你是否也曾有過在泳池不戴蛙鏡游完泳後，覺得眼睛痛，離開時，眼睛整個變得紅通通的經驗？氯既然是為了殺死細菌而加入至泳池，它對眼睛的角膜細胞來說，當然也是毒性很強的。

在泳池游泳時，請務必戴上蛙鏡（泳鏡）等游泳專用的護目鏡，不要直接裸眼下水。而游完後，要戴著蛙鏡直接淋浴，接著以毛巾擦乾後再脫下蛙鏡，就能避免眼睛被汙染。就算泳池旁有用自來水洗眼睛的設備，也千萬別洗，洗眼睛反而會讓眼睛容易生病。

雖說近來中小學在這方面已有較深入的理解，但仍有一些老師們把游泳用的蛙鏡，視為奢侈品或耍帥裝酷用的裝飾品。

護眼 TIPS

蛙鏡是一種重要工具，可保護脆弱的眼睛，以免被泳池中受汙染的氯水傷害。只要臉會泡進在公共泳池中，那麼，為了保護眼睛，就請務必戴上蛙鏡。

16 在豔陽下挑對適合的太陽眼鏡

——醫療用的淺黃色太陽眼鏡很有效

黑色的太陽眼鏡反而危險

最近，也有越來越多人開始擔心紫外線對眼睛的影響。這時，就該準備太陽眼鏡了。到底挑什麼顏色好呢？明星或藝人們，總是戴著黑漆漆的太陽眼鏡（墨鏡），雖然看起來很酷，但就保護眼鏡而言並不恰當。

黑色的太陽眼鏡會遮擋所有的可見光，整個變暗。一旦變暗，基於眼睛的結構機制，相當於調節入光量之光圈的虹膜便會敞開，使瞳孔變大，試圖讓更多光線進入眼睛。一般眼鏡的周圍空間是開放的，故來自周圍的反射光及直射光等就會進入變大的瞳孔。

黑色的太陽眼鏡很危險

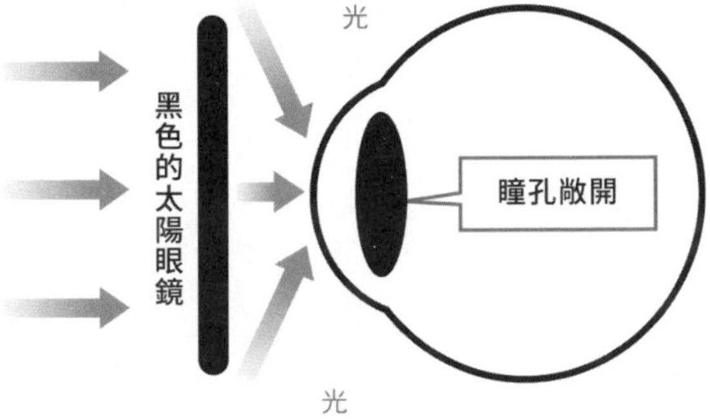

戴黑色的太陽眼鏡會使瞳孔敞開。
而毒性高的紫外線及藍光會從眼鏡周圍進入，造成危險

因此**如果戴黑色的太陽眼鏡，使瞳孔敞開變大，來自周圍的光線便會讓水晶體及視網膜受損**。也就容易因紫外線等引發「白內障」，或是因紫外線及波長在400奈米左右的短波長可見藍光，而導致視網膜的「老年性黃斑部病變」等嚴重眼部疾病。

另一方面，針對醫療用途設計的太陽眼鏡則為淺黃色鏡片。不僅能100%隔離紫外線，還能隔絕對眼睛不好的藍光。不同於黑色的太陽眼鏡，由於依舊有其他充足的可見光能進入眼睛，故瞳孔會因光線而縮小。如此一來，來自周圍以反射或直射方式進入的紫外線及藍光等也會減少。

若是為了保護眼睛而戴太陽眼鏡，那麼，選擇醫療用的淺黃色太陽眼鏡才是正確做法。黑色的太陽眼鏡顯然只是為了流行時尚，而非保護眼睛。

尤其最近不只是由戶外陽光導致的光線傷害，也開始有人針對發生於室內的光線傷害發出警告。目前已有報告指出，許多人長時間暴露於來自室內ＬＥＤ燈及電腦、手機等畫面的ＬＥＤ短波長高能量藍光，而這樣的藍光會引發視網膜病變。

藍光是可見光中，波長最短、能量最高的，故不僅會傷害眼球表面，還會損傷眼球內部。已有研究報告指出，從家用電視、電腦、手機等ＬＥＤ螢幕釋放出來的大量藍光對視網膜是有害的。

而針對這部分，能夠吸收、阻擋ＬＥＤ波長的眼鏡，可說是相當有用。我個人在電腦上打字寫稿時，也會使用醫療專業人員設計的特殊鏡片眼鏡。一旦戴上這種眼鏡，就能真實感受到彷彿眼睛得救般的輕鬆、舒適。長時間使用電腦或手機的人，請務必試試這種專用眼鏡。

17 千萬不要揉眼睛
——常見於異位性皮膚炎患者的視網膜剝離

眼睛是裸露的臟器，千萬不能傷害它。請想像一下「沒有頭蓋骨保護的大腦」或「沒有肋骨保護的心臟」。沒有頭蓋骨的話，你可以搔頭或拍頭嗎？你一定能夠輕易想像這樣大腦會立刻受傷，對吧？沒有肋骨的話，你會拍胸嗎？光是想像這樣會對心臟造成多大傷害，就令人覺得可怕，是吧？

那為什麼無法意識到眼睛是裸露的臟器呢？我想是因為眼睛一直都沒有骨頭保護，所以人們就沒有注意到揉眼睛或拍打眼睛的危險性。

眼睛這麼重要的器官其實非常容易受傷這點，每個人都該知道。說到眼睛的疾病，以白內障、青光眼及視網膜剝離最為有名。這些疾病的患者，通常以老年人居多。但若是受到外力影響，十幾歲、二十幾歲的年輕人也可能因此引發白內障、青光眼、視網膜剝離或圓錐角膜等問題。

最近明顯增多的是花粉症之類的過敏性結膜炎患者，每年到了二月左右，眼睛就開始發癢的人越來越多。明明還很冷，杉樹花粉的孢子卻已開始綻裂並四處飄散。由於花粉資訊在氣象報告中都已成為常態，可見多數日本人都有杉樹花粉過敏的問題。此外，對其他各式各樣的植物花粉及動物毛髮、灰塵等過敏的人也不在少數。

因這些過敏導致眼睛癢而經常揉眼睛的人，出乎意料地多。當然，揉眼睛的力道畢竟算小，只要不是一再重複，通常不成問題。**但若每天揉個幾十次，甚至幾百次的話呢？正如同滴水可穿石的道理，即使是小小的力道，如果累積非常多次，那麼，為裸露臟器的眼睛就會受傷，甚至可能引發病變。**

實際上有花粉症的年輕人，因視網膜剝離而來醫院求助的案例相當多。過敏症狀若是再進一步惡化，就不只是抓癢了，有時還可能會拍打，因此「異位性皮膚炎」患者的眼睛，有非常高的機率會發生視網膜剝離或白內障等問題。

由於異位性皮膚炎患者，很多從孩童時期開始就有症狀，所以有些年紀輕輕在十幾歲、二十幾歲時，便罹患白內障或視網膜剝離。對患者本人來說，以為只是經常揉眼睛，只是為了忍住不抓癢而稍微拍打眼睛罷了，卻突然被診斷為「白內障」或「視網膜剝離」，往往會大吃一驚。當患者是小孩時，陪同就醫的母親更是會一臉「難以置信」的表情，驚訝莫名。

這種時候，如果醫生還以一副很沒信心的態度表示「視力不太可能再更好了」的話，做母親的真的會陷入絕望。然而，異位性皮膚炎患者的白內障手術，或視網膜剝離手術，確實是比老年人的這類手術更為困難。

因為異位性皮膚炎患者的視網膜破裂處，是所謂的「視網膜鋸狀緣」，位於眼睛前端的視網膜最邊緣處，是傳統手術無法治療的位置。傳統的扣壓手術只能壓到視網膜中間，相當於赤道附近的部分。

不過，若是採取了視網膜廣域觀察系統的最先進現代玻璃體手術，就能確實檢查整個視網膜範圍、治療視網膜周圍的破洞，並使廣大範圍的視網膜剝離都恢復原狀。這套先進的方法，連同機器設備，是由我和德國的醫師夥伴一起開發出來的。

此外，異位性皮膚炎患者其支撐著水晶體（即白內障的發生位置）的細線般纖維，也就是睫狀小帶，很多都斷了，這往往使得手術更加困難。

但只要能找到精通視網膜剝離之現代玻璃體手術的眼外科醫師，就能治好，不需過度擔心。簡言之，**像白內障、青光眼、視網膜剝離等問題，都該**

找手術經驗高達數萬次以上，具有豐富經驗的眼外科醫師來做，是最有保障的。

另外補充一下，異位性皮膚炎患者的視網膜鋸狀緣剝離，和職業拳擊手的視網膜剝離位置類似。由於眼睛是裸露的臟器，故即是很小的力道，也會於成千上萬次的累積過程中，引發不亞於職業拳擊手之重拳所引發的損傷。請大家意識到「眼睛是裸露的臟器」，要更愛護眼睛、更珍惜眼睛。這是保護眼睛的基本原則。

18 抽菸可能讓眼睛慢性中毒

——戒菸是邁向健康的第一步

時至今日，應該再也沒人會否認香菸所帶來的危害。但菸草公司依舊持續拍攝並播送著吸菸與不吸菸者，在社會上和平共存、乍看形象美好的電視廣告。

根據美國法律規定，香菸廣告必須在一開始就清楚表明，香菸對身體的危害有多麼嚴重。香菸製造商必須教導大眾相關常識，包括香菸會因致癌及心血管疾病而奪走吸菸者的生命，女性吸菸可能導致自己的孩子殘障、畸形，而抽菸的人，老後可能會嚐到肺部纖維化伴隨呼吸困難，如地獄般的痛苦滋味。

抽菸的人和不抽菸的人，是不可能共存於同一空間的。吸菸的人就連鼻子也變得很不敏感，根本無法理解討厭香菸的人，不只是討厭吸菸者的煙，對於他們身體所飄散出的尼古丁味道，也會感到非常不舒服。

在其他先進國家甚至有一說法，認為人類在世上最邪惡的兩大發明，就是原子彈和香菸。香菸的危害就是這麼嚴重，威力堪比原子彈。在日本，像大麻的危害程度，就被嚴格地列為等同於毒品及麻醉藥物，但其實香菸比大麻之類的東西更毒。在參加國際眼科學會理事會的會議上，曾有人跟我說，日本的醫生竟然有人抽菸，實在是太令人匪夷所思了，對此我也深有同感。就全世界的常識而言，一般會覺得醫師抽菸，幾乎等於是違背自己的醫師專業。

在此僅針對眼睛的部分，為大家說明香菸會帶來怎樣的危害。香菸的成分包括尼古丁與包含於煙霧中的一氧化碳CO。**尼古丁不僅具有強烈的毒性，也是一種血管收縮劑，會造成血液循環不良，讓所有疾病都惡化，尼古**

丁的毒性甚至會殺死自己的身體細胞。而一氧化碳亦會吸收周圍的氧氣，導致細胞缺氧，造成嚴重的細胞損傷。

我曾對吸菸的病患說：「如果香菸的煙你願意吸的話，瓦斯也可以吸吸看啊！」病患當然是驚訝得瞪大了雙眼。一般瓦斯都帶有臭味，大家都知道有毒，除非是想自殺，否則沒人會去吸它；但對於毒性強度不輸瓦斯的香菸，人們卻能夠毫不在意地吸個不停。

面對這種病患，我甚至曾開口問：「你該不會其實是想自殺吧？」我希望讓他們知道，香菸是比眾所皆知的毒物——瓦斯，還更糟糕的東西。若無法讓病患意識到香菸的危害，就很難讓他們停止抽菸。

請下定決心戒除菸癮

吸菸在早期階段，就會引發許多眼部疾病。尤其是視網膜血管方面的異常，往往很快就會發生。而一旦視網膜血管發生異常，便有很高的機率會罹患青光眼、白內障、視網膜剝離等，可能導致失明的疾病。若周遭有人吸菸，請務必讓他們知道吸菸的危害有多大，好好說服他們戒菸。這才是真正愛人的舉動，千萬別輸給香菸業者已持續多年的洗腦行為。

抽菸一點也不帥，而且包括孩子等所有家庭成員在內，抽菸也會對他人造成諸多危害。最可怕的是，吸菸者本人會在不知不覺中，喪失包括眼睛在內的許多功能，必須承受將來無法挽回的苦果。

護眼 TIPS

據說光是戒菸，就能讓壽命延長七年。因為戒菸能夠提升所有器官的健康。我想大家一定都能理解，眼睛若是看不到，生活品質會變得多糟。為了保有良好視力，就絕對不能抽菸。戒菸能夠讓你變得更幸福、更快樂。

Chapter

— 04 —

藉由手術恢復視力的方法

正確認識各種先進的眼科手術，找出最符合個人需求的手術方式，享受不再依賴眼鏡的美好生活。

19 LASIK是夢幻技術？
——近視雷射手術發展的過程與問題

RK放射狀角膜切開術

一九五〇年代，日本順天堂大學的佐藤醫師，開發出了放射狀角膜切開術，以放射狀的方式切開角膜，使角膜中央平坦化。藉此減輕近視的這個原理本身並沒有錯，只不過佐藤醫師不僅切開了角膜外側，也切開了內側的角膜內皮，這是因為缺乏角膜內皮相關知識，及檢查方法所導致的悲劇。

角膜內皮細胞，具有將角膜細胞中的水分推回至眼睛內的幫浦作用，而此內皮細胞一旦受損，就無法再生。此外，當每平方公釐切到只剩500到1000個（有個體差異）內皮細胞時，就漸漸無法將角膜的水分推回，於是角膜便會因水分而混濁。佐藤醫師的放射狀角膜切開術，就構想來說並不壞，但用手術鋼刀來切開外側與內側的方法的確錯了。因為這樣會損傷內側的角膜內皮細胞。

故絕大多數的患者過了一陣子後，都會因此有所謂「水泡性角膜病變」的角膜變白混濁情況。我本身就曾替幾個這類患者看過診，他們都是經佐藤醫師手術後而發生了角膜混濁的問題。

自一九七〇年代，關於角膜內皮細胞的知識普及後，這個放射狀角膜切開術，便由俄羅斯的費奧多羅夫醫師，只以放射狀切開角膜外側的形式獲得重生。這種方法叫ＲＫ（Radial Keratotomy）。

記得我離開日本的大學去了美國時，也曾和費奧多羅夫醫師見面並聊過好幾次。不過，這種俄羅斯式的做法切口很多，由於角膜緣也切，故會有強化遠視、效果不穩定等諸多問題。

於是在美國，又進一步發展出了更精細複雜的RK方法。俄羅斯做法的切口多達16個以上，再加上角膜周圍的外緣部分也切，會導致效果不穩定，因此美國式便改良為切口最多只有8個（也可以是4或6個），而且不切角膜緣。此外，還有RK專用的薄刀片，特別製作了配備保護裝置，而能割出準確長度的精緻RK鑽石刀也有很大幫助。另外，還創造了一種很可靠的叫「Nomogram」（列線圖）的切開效果表。

我也在美國學了這種現代RK法，還記得是在一九九〇年引進至日本，這方法備受好評。不過後來很快地，也開始有了準分子雷射的手術方式，故這便成了僅實行三年左右的短命近視矯正手術。美式RK的成果相當不錯，讓很多人都感到滿意。然而這種切開的侵入式治療，其度數回退（又恢復近視）的現象相當常見，亦是不爭的事實。

不過在眼睛開始老花的時期，一旦發生近視又恢復的度數回退現象，便會有老花眼治好了的感覺，因此，老花眼族群的人反而會很開心呢！

PRK準分子雷射屈光角膜切除術

約莫於同一個時期，以準分子雷射切削角膜表面的ＰＲＫ（Photo Refractive Keratoplasty）技術問世。準分子雷射，原本是用於ＩＣ晶片加工的雷射，由於每一發可精準地切除０・２５微米，故一開始是用於ＲＫ的雷射切開，就成了切削表面的ＰＲＫ。而ＬＡＳＩＫ則是先將角膜表皮掀起，製作出角膜瓣後，再以準分子雷射照射角膜床來切削角膜的方法。

由於初期準分子雷射，切削範圍的有效光學直徑不到５公釐，相當小，雷射效果不是很好，故當時我鮮少施行ＰＲＫ手術。反而是之後在日本率先施行ＬＡＳＩＫ手術時期，因準分子雷射的效能已改善，遇到角膜較薄的患者時，採行ＰＲＫ的話不用做角膜瓣，所以有了很多施行ＰＲＫ法的經驗。

LASIK屈光手術的誕生

我從LASIK手術的開發階段起，就一直與開發者維持著密切聯繫。LASIK使用的是一種名為「準分子雷射」，波長在193奈米左右的短波長雷射波。雖然這種雷射原是為了IC晶片加工所開發，但卻能切削出0・25微米的精細淺溝。

想到這種雷射技術，或許也可應用於人類的眼科手術而展開研究的，是德國的西奧・塞勒（Theo Seiler）醫師。身為塞勒醫師的朋友，我便成了來自亞太地區的第一位參與者。

新的手術方式要能實際施行，必須先經過基礎實驗及臨床實驗，也需謹慎地以真正的人眼進行臨床試驗。一九九二年，由塞勒醫師親手施行全球第一次LASIK手術的病患，是一位原本就已失明的患者。該患者是在經過充分的說明後，確實理解這是為了收集有助於醫學發展資料的前提下，自願接受手術。而我也進一步參與如此謹慎實驗後，優良手術方法的開發工作。

一九九四年在日本首例的ＬＡＳＩＫ手術，是由我於橫濱開始的。在向患者進行說明時，不僅是講好的效果，關於所有可能出現的併發症也一併告知，故我想對當時的病患來說，應該是相當驚恐的。不過，或許正因為毫無隱瞞地據實以告，所以獲得了患者的高度信賴，結果那次的ＬＡＳＩＫ手術相當成功。

現在，距離第一次手術已過了二十四年，這些患者們成了需接受白內障手術的族群，因而再度上門求診。這次，我替他們植入多焦點人工水晶體，不僅治好了白內障，也治好了老花，讓他們恢復到以裸眼幾乎就能看清一切的視力狀態。不過在日本，只有二十四年前的那種「ＬＡＳＩＫ初期」，是ＬＡＳＩＫ「僅由少數真正的眼外科醫師進行手術」的幸福時期。

整形外科的加入讓日本LASIK手術產生問題

後來「LASIK是能治好近視的夢幻技術」，成為流傳於人們之間的熱門話題。電視及報紙等媒體採訪接連不斷，儘管我一再強調「這並非夢幻技術」，但人們的期待依舊持續升溫。

我以亞洲地區培訓師的身分，指導全亞洲的醫師，在還只有眼科醫師進行手術的時期，都沒出什麼問題。然而不久後，嗅到商機的整形外科機構，突然以大量宣傳吸引病患，也開始做起LASIK手術，於是產生各式各樣問題。

至今，仍有在美容整形外科機構進行的手術失敗，引發視網膜剝離等併發症的患者來我的醫院求助。他們異口同聲地表示：「做手術的美容整形外科診所，都只有講好的部分，讓人誤以為『LASIK很容易』。若當初能早點知道正確的知識就好了。」直到手術失敗，他們才發現自己判斷錯誤。

我一定都會對病患這麼說：「任何藥物，有好的效果也一定有副作用。**手術也一樣，不只有好處，有時也可能產生負面效果。會依據個別病患的狀況，來考量手術的選擇及施行與否，才是真正的專業。**」

我在決定手術時，都是把所有患者當成「自己的家人」，以此為前提來決定手術方式。眼前的病患若是自己的父母、自己的兄弟、自己的小孩，甚至若自己就是病患的話，會希望醫生採取什麼做法？一旦考慮到這種程度，我想任何眼外科醫師應該都會加倍謹慎。

在連眼科都沒有的美容整形外科機構做近視矯正手術，可說是危險至極，這點請務必要知道。別說是出現併發症時無法治療，有很多案例根本連併發症都沒注意到，就這樣失明了。我認為，至少要避免去美容整形外科開設的近視矯正診所做手術。

例如，某個S川近視診所，之前曾在電視等媒體上大量進行違反醫師法的宣傳活動。據說還實行當病患介紹其他病患來時，會退費給該病患的回饋金制度，這種制度其實也是違反醫療法的。

聽說還有一些是以免費檢查為幌子，一旦進了該機構，沒預約手術就不讓你離開。這種手法在美容整形外科或許很常見，但在眼科手術的領域，以這種違反醫療法的行為大量招攬病患，製造出許多不好的結果，貶低日本近視矯正手術的聲譽，使得眼科治療變得無法正常發展，實在是令人唏噓不已的事。

護眼 TIPS

只要適合案例，ＬＡＳＩＫ現在依舊是有效的方法。由於ＬＡＳＩＫ是要切削角膜，若近視太深，就容易有併發症等許多缺點。但做為一種輕度近視的矯正方式，它仍然算是個好方法。重點在於，一定要找白內障及視網膜剝離等手術，都能確實進行的眼外科醫師。

使用植入式隱形眼鏡的屈光手術

最近相當流行以植入式隱形眼鏡來做的屈光手術，這種做法其實已存在好一段時間。較具代表性的，有將鏡片固定於虹膜上的PMMA材質硬式Artisan鏡片，以及光學部分由矽膠材質製成的軟式Artiflex鏡片，這兩種鏡片我都有豐富的使用經驗。

但經過十多年後，植入軟式Artiflex鏡片的病患，出現了角膜內皮細胞損傷的案例，這完全出乎意料之外。一方面，也是因為中間的過程良好，以致於病患這些年都沒再來過醫院檢查才會這樣。是最近有某位病患覺得視力有些奇怪，來進行檢查，才被發現角膜內皮細胞有嚴重減少的現象。這些病患的共通點在於，大約到手術後第九年為止，幾乎都沒什麼問題，過了十年左右，才開始發生角膜內皮細胞損傷的問題。

由於確認了這種案例，所以才回頭查閱手術記錄，逐一聯絡所有接受了Artiflex鏡片植入術的病患，以瞭解整個過程。結果發現，在數百個植入Artiflex鏡片的病患中，有三例觀察到了角膜內皮細胞顯著減少的情況。於是便開始逐一進行手術，以取出Artiflex鏡片。多數患者已五十歲以上，都是也出現了老花現象的白內障族群。願意做手術的人，在摘除Artiflex鏡片後，還施行了白內障手術，合併多焦點人工水晶體植入術。

這讓他們裸眼即可遠、中、近都看得清楚，患者們都相當開心。不過，同時也讓大家再次體認到，新的人工水晶體和新的手術方式，將來總是會有出現併發症的可能性。而我也提醒患者們，千萬別因為過程良好，就忽略了術後觀察，一定要定期至醫院檢查。

使用ICL植入式隱形眼鏡的屈光手術

置於虹膜後方與水晶體之間，名為後房型的植入式隱形眼鏡，就是所謂的「ICL（Implantable Collamer Lens）鏡片」。這是由一家叫STAAR的公司所開發出來的鏡片，於一九九七年左右開始在瑞士使用。

以當時的成果看來，是有一定的比例會發生白內障。但好處是，可輕易從3公釐左右的切口取出。當時我有一位使用此ICL的美國醫師朋友曾表示：「視力比預期的還好。出現白內障的話，可以轉做白內障手術。」

那時的風氣，是把ICL當成在沒有設備能進行LASIK手術的機構中，可用於矯正高度近視的實用鏡片。再加上我是在早期階段，就跟荷蘭的Artisan鏡片開發者——揚・沃斯特（Jan Worst）醫師，學習了Artisan鏡片植入法，所以多年來，植入式隱形眼鏡都是使用Artisan或Artiflex。

不過既然ＩＣＬ都引進了日本，我也開始採用。由於是將薄薄的鏡片，放入虹膜與水晶體之間，因此，比虹膜固定式的鏡片更容易植入。只是印象中以Collamer材質（一種膠原聚合物）製成的鏡片相當脆弱，放進注射器時，真的要非常小心。

後來因為發現Artiflex經長時間後，會造成角膜內皮細胞損傷，我便不再植入Artisan及Artiflex，改將重心轉移至ＩＣＬ的植入。除此之外的輕度近視，我都繼續實施ＬＡＳＩＫ手術，而病患們也都表示感謝。

ＩＣＬ的優點在於取出容易，角膜只需切出3公釐的開口即可。而白

內障手術也能由此切口執行。有白內障的病患若有意願，醫師可直接從取出ＩＣＬ的位置，施行白內障手術，並無特殊難度，接著還可植入多焦點人工水晶體。藉由植入最新的散光矯正非球面人工水晶體，病患就能以裸眼看清幾乎所有的距離。

再加上ＩＣＬ持續改良，也幾乎沒有什麼併發症出現。因此，針對近視及散光矯正的ＩＣＬ植入式隱形眼鏡案例，也持續增加。

將ＬＡＳＩＫ或ＩＣＬ施行於老花眼族群時的問題

人眼的調節，是以改變水晶體厚度，來變化屈光程度的方式達成。水晶體的彈性一旦減弱，就會漸漸無法變厚。結果便是看遠沒問題，但看近時由於無法使水晶體變厚，所以就看不清楚近物，一般稱為老花眼。這種調節力會在二十歲左右到達顛峰，之後便一路下滑。

在對老花眼族群實施近視矯正手術時，必須特別小心。排除近視問題，就能看清遠處；但若調節力不佳，就會看不清近物。近視的人，由於不必調節便能看清近物，故有些人就認真地以為自己沒有老花眼。這只是因為有近視，所以不調節也看得到而已。

要注意的是，所謂的老花眼並不是外表的問題，它是水晶體調節力的問題。之前我曾替一位四十六歲的女性做LASIK手術，她在帶妝的狀態下乍看相當年輕。不過就年齡而言，調節力已在下降，故我認為不把近視完全消除會比較好，便保留了一點近視，但本人一再表示，希望能看遠看得更清晰，於是就再加做了LASIK矯正手術。

結果事後她卻抱怨雖然看遠很清晰，但看手機有困難。明明已經很清楚地解釋過「因為妳有老花眼，所以把近視完全去掉的話，近的就會看不清楚喔！」，但她卻很生氣地說：「我沒那麼老！」

尤其是賀爾蒙不平衡的女性，水晶體硬化得早，調節力較差。三十五歲以後就會出現老花現象了。這位病患或許是想強調自己還很年輕，但眼睛調節力的減退和外表並無關聯。

以性別來看，女性似乎會比男性稍微早一點發生老花現象。而身為女性，且賀爾蒙不平衡的人又更早。目前已知，懷孕時在女性賀爾蒙的影響下，膠原纖維會變軟，這是造成角膜屈光手術產生誤差的原因。不過老花眼則相反，因厭食症等理由導致雖年輕，但女性賀爾蒙卻持續減退的人，其水晶體變硬，以致於調節力變差的老花眼症狀似乎會提早到來。

如何以近視矯正手術讓老花眼也能以裸眼看清一切？

老花眼族群的LASIK及ICL手術解決方案，是將一隻眼睛調整成「可看遠」，並將另一隻眼睛的焦點拉到近處，亦即以留下單眼近視為其解決之道。這方法叫「單眼融視法」。

當採取這種方式的病患，同時以兩隻眼睛觀看，則兩隻眼睛會分別看見對焦清晰的遠方影像與近處影像，訊息被傳送至大腦後，大腦會選擇需要的那一方資訊，並解讀為「遠近都清晰」。而「單眼融視法」，不論應用在LASIK還是植入式隱形眼鏡手術上，概念都是一樣的。

五十歲以上有老花眼或白內障請避免做LASIK

一旦治好近視，看近物時就需要調節，於是老花眼族群便會難以看清近物。已治好近視的四十幾歲病患，雖然變得看遠很清晰，但看手機卻有困難。到了五十歲以上，每個人的調節力都已大幅下降，徹底進入老花眼狀態，甚至連白內障也開始出現。

LASIK近視矯正手術，不過是治療近視用的角膜手術，治好了近視，但老花眼還是存在。五十歲以上的人老花眼就相當嚴重了，有可能會看不清日常生活中重要的近物。這是因為水晶體硬化，變得無法調節的關係。

近視的人，原本就是不用調節也能對焦於近物，因此，能在沒意識到自己有老花的狀態下，看清近處。然而，一旦用ＬＡＳＩＫ消除近視問題，儘管遠的看得清楚了，可是需要調節的近處卻變得模糊，著實令人失望。原則上，五十歲以上的人由於老花嚴重，故應於白內障手術時，植入多焦點（散光矯正）水晶體。把近視、散光與老花，都一併治好比較妥當。

只要手術做得好，植入的鏡片也好，就能獲得百歲不壞、裸眼也能遠近都清晰的好眼睛。但若是用ＬＡＳＩＫ手術切削了角膜，則不僅多焦水晶體的度數會變得很難決定，也會因為角膜已有損傷而導致視力品質變差。

護眼 TIPS

如果無論如何都不想做白內障手術，想留下水晶體的話，那就植入ＩＣＬ，並採取單眼融視法，讓一隻眼睛保留一點近視。ＩＣＬ相對較容易於白內障手術時摘除，而且比起切削了角膜的ＬＡＳＩＫ後，其多焦水晶體的度數計算也更輕鬆、正確得多。

20 以白內障手術恢復視力
——白內障手術務必找經驗豐富的醫師

在高齡化社會中白內障是人人都會得的疾病

隨著人類的平均壽命即將迎向九十歲大關，許多人也開始越來越關心如何保持健康又長壽。但令人意外的是，在眼睛的健康及知識方面，絕大多數人卻都顯得漠不關心，又或是一無所知。即使很長壽，如果眼睛看不見，生活也不會快樂吧？

你可以試著在大街上閉起眼睛，一旦阻斷來自眼睛的資訊，人就會害怕到寸步難行。在自家客廳輕鬆地看電視時，也可閉上眼睛試試。少了來自眼睛的資訊，既不能看電視，也無法讀報、看書。**人類獲取的所有資訊，有八**

至九成是來自眼睛，可見來自眼睛的資訊有多麼地重要。眼睛看得清楚，生活品質就會提升。

眼睛看不見也可能引發失智症

近來日本的失智症患者日益增多，也成了一大問題。年紀大了就不太出門，一直待在家裡什麼都不做，甚至連溝通也變得困難，而家人們就把這種狀況理解為「失智了」。

我曾遇過一名病患，是位八十九歲的女性。她是被女兒帶來醫院的，本人很安靜地一句話也不說。陪在她身邊六十歲左右的女兒表示：「我媽似乎眼睛看不到」。經檢查後，確認她有白內障，當我對著本人說明此情況時，病患的女兒又補了一句：「我媽有點失智⋯⋯」。當時我只回應了：「喔，這樣啊」。

這位病患結束白內障的治療後一週，再度來院回診。患者一屁股坐下，就突然開始講起「〇〇投手怎樣又怎樣，××擊出了安打…」之類有關棒球的話題。一問之下，才知道是有關正在進行的甲子園高中棒球聯賽。接著，這位老太太又繼續表示：「我啊，一直都很喜歡棒球，總是看電視上的棒球賽。可是眼睛看不到後，這點樂趣也沒了。出門也看不到路，很可怕，根本沒辦法走，所以只能一天到晚待在家。但現在我可以好好看電視了，真的很開心。」吱吱喳喳地說個不停。

這位女士根本就沒事。被認為是失智的症狀，是由於眼睛看不見所引起的，會躲在家中不肯出門，也是理所當然。

換言之，只要接受好的白內障手術，一旦讓視力恢復，許多看似失智的症狀應該就會消失。**只要能從眼睛接收到許多刺激，這些來自眼睛的電信訊號，便能夠活化腦細胞。**很多人只要沒接收到資訊，就會越來越少使用大腦，腦部神經傳導物質釋出的量和速度都降低，大腦功能便持續減退。反之，**當有大量資訊從眼睛進入大腦，腦部神經傳導物質釋出的量和速度便會上升，腦部的活動增加，應該也能改善失智。**

治療白內障迎接美好長壽人生

所謂的白內障，是一種相當於眼內鏡片的水晶體老化現象。這種水晶體的老化現象，主要是會逐漸變白、變混濁，故稱為「白內障」。水晶體雖說是眼內鏡片，但也是由細胞構成的。

而細胞之所以能如鏡片般保持透明，是因為具有將細胞中水分擠出細胞外的幫浦作用。一旦因水晶體細胞的代謝障礙，導致幫浦作用衰退，便無法將細胞內的水分擠出，於是就無法保持透明度，水晶體便會混濁。水晶體一旦混濁，初期會有光線不規則反射、看見多個重疊物體的症狀，晚上可以看到好幾個上弦月。若混濁程度再繼續惡化，便會因光線無法通過而難以看見，亦即視力變差。由老化導致的白內障，通常進展速度緩慢，故一般來說，視力變差的速度也非常慢。也因此，很多病患往往不會注意到自己的視力正在惡化。

多數人都不知道，做為眼內鏡片的水晶體，其壽命雖然多少有些個人差異，但最多不過六十五到七十年左右。所以，任何人只要年紀大了，就一定會得白內障。然而，現代人的平均壽命已逼近九十歲，如果不做眼部手術又活很久，那麼，等著你的就是看不見的漫漫餘生。人生，要看得見才能獲得許多資訊、享受許多快樂。因此，為了活出光輝美好的長壽人生，治療白內障真的很重要。

目前世上並無任何能有效治療白內障的藥，**能夠有效治療白內障的，只有「以最佳技術施行的白內障手術」。也就是說，要活出最棒的人生，接受**

最良好的白內障手術治療極為重要。

現在，於白內障手術後植入的人工水晶體已經非常發達。尤其是最新的多焦水晶體，不管是連續清晰、焦點連續的「非球面人工水晶體」，或是「漸進多焦水晶體」，在日本也都已獲得核准，甚至還有具散光矯正功能的多焦水晶體。只要使用這些最新的多焦水晶體，並以最好的白內障技術進行手術，病患就能清楚看見所有距離，不論遠、中、近，用裸眼看都清晰。

白內障手術後，不必再以眼鏡或隱形眼鏡矯正，所有距離都能直接以裸眼看見。關於這部分，稍後會再做進一步的詳細說明。

只要在視覺上感到不便就可以開刀

當病患感到不便時，就是做白內障的手術最佳時機。而最重要的，其實是施行手術的眼外科醫師技術。眼科手術的技術差距可是天差地別，比多數患者想像的要大得多。眼科手術所需要的技術能力，遠比其他外科手術更為精緻、細膩。不只是視網膜手術要處理千分之一公釐的薄膜，白內障也必須完美執行非常精密的手術操作，否則就無法讓患者擁有好視力。

我在日本國內已施行超過十五萬次的手術，而我的學生們各個也都有數萬次以上的手術經驗。以這種眼外科醫師中的超級高手來說，手術後病患的視力可達1．0以上（大部分都是1．2或1．5）。

而教學醫院，就是指大學附屬醫院或綜合醫院等，即訓練醫生技術的醫院。既是讓醫生學技術的醫院，病患就要有讓醫生練習的心理準備。然而，很多病患卻以為只要是「大醫院應該就沒問題」。除非是具有至少五千次以上手術經驗的眼外科醫師，否則接受手術是有很多風險的。

一定有人會覺得，就算晚了點，只要有動手術，結果不都一樣？但事情並非如此。**白內障放著不管，水晶體會隨年齡增長越變越大，流往眼內角落的水流會越來越不順。結果不知不覺地，青光眼就因此惡化了。**而青光眼是一種視神經（屬於大腦的一部分）損壞的疾病，會導致失明。在日本，因為太晚發現青光眼而失明的例子可是相當多。

如何尋找做白內障手術的醫院？

那麼，該如何尋找優秀的手術醫師呢？這只能正面對決。你必須知道該眼外科醫師到底做過幾千、幾萬次手術？而手術後的視力能夠達到什麼程度？

這時，撇開一切原則、信條，我要老實地告訴大家。為了病患們的幸福，我要誠實地說，最重要的是，不要成為醫生的練習對象。

並非是覺得手術教學沒有必要，但我確實希望盡量不要用人的眼睛，來進行手術教學會比較好。更重要的是，大學附屬醫院及綜合醫院等教學醫院，在做手術教學時，是否有取得病患的許可。

在很多國家，手術教學基於教學、練習等理由，是幾乎不收手術費的。也就是以非常便宜的費用，來換取病患同意成為手術的練習對象。若是這樣的話，那還算合理；但在日本，這卻被當成祕密避而不談，實在有負病患的期待。

我和學生們在看診時，都把病患當成自己的家人，甚至是當成自己來對待。一旦抱持著「若我自己是病患」這種態度，便能夠深切感受、充分理解病患的痛苦。

人工水晶體的歷史

於白內障手術後，植入之人工水晶體的歷史意外地相當久遠，但在日本卻只有三十幾年。由於一開始，我就有機會學習全球最先進的技術，故從第一個白內障案例起，對於所有案例，我都施行了超音波晶體乳化術及人工水晶體植入術，讓患者達到1・0以上的視力。然而在當時的日本，眼科醫師幾乎都沒看過超音波晶體乳化術及人工水晶體這些東西，因此，那時很多日本的大學和教學醫院都將「人工水晶體」和「超音波晶體乳化術」曲解、誤解為危險行為，進而加以毀謗、中傷。

但當時在美國及歐洲，幾乎所有病患都已植入人工水晶體，日本已經落後了幾十年。日本一直到三十幾年前的一九八〇年代後半，都還在施行西歐地區一九二〇年代在做的手術，還在用六～七十年前的老方法處理白內障，亦即採行將冷凍頭黏著於水晶體，然後把水晶體連同整個囊膜，全部一起摘出的囊　摘除術（ICCE）。

而手術後由於沒植入人工水晶體，故患者必須配戴鏡片厚度如玻璃牛奶瓶一樣厚的眼鏡。當然這種手術後的視力很差，只有0・1左右，再加上戴著那麼厚的眼鏡，所看到的影像都會被嚴重放大，顏色也變得很奇怪。更何況囊內摘除術，會拉扯眼內的玻璃體，可能引發視網膜玻璃等併發症，手術後因此失明的人也不少。

對醫學而言，治癒疾病具有絕對的重要性。身為病患的你，若真的很想要看得清楚，就必須積極瞭解真正的資訊，一切都「交給對方處理」是不行的。

學習先進國家發展的眼科手術

於白內障手術後植入的人工水晶體，後來在日本也終於普及並獲得認同。而做出世上第一個人工水晶體並實際加以使用的，是英國的眼科醫師——里德利醫師。對眼外科醫師來說，里德利醫師是眼科醫師中的傳奇。我因為很早就往海外發展，所以跟他本人很熟。剛認識里德利醫師時他已退休，但還是當面跟我說了很多有趣的事情。

從開發出世上第一個人工水晶體的里德利醫師那兒，我聽到了這些訊息。當他在教醫學系學生白內障手術時，據說有學生提出了：「白內障摘除後，要植入替代的人工物嗎？」這麼單純的問題。對此，他的回答是，就把名為ＰＭＭＡ的塑膠鏡片做成水晶體的形狀，並在摘除白內障後插入。

據說，人們發現在第二次世界大戰期間墜落的飛行員眼內，有PMMA材質的壓克力碎片，而這些碎片是來自破裂的飛機座艙罩，且在眼內存在了相當長的時間，一直都沒發生什麼變化。於是，ＰＭＭＡ便開始做為人工水晶體的材質來使用。

全球第一個人工水晶體植入案例，是於一九四九年在倫敦動的手術。第一個案例因為鏡片過重，又沒有固定好，就手術而言並不算順利成功。不過經改良後，於一九五一年施行，被植入至一位女性病患眼中的人工水晶體，則維持了很長一段時間。

在我從醫學院畢業的一九八二年當時，日本的眼科還落後世界非常多。為了跟世界頂尖的醫師學習，遠赴海外接受訓練的我，在美國跟克爾曼醫師、金貝爾醫師等，學習那時日本還未施行過的「超音波白內障手術」。

接著又到歐洲，在里德利醫師等開發了人工水晶體的醫師手下，學習全球最先進的技術與知識，然後運用在自己的白內障手術。至今我依舊清楚地記得，第一位由我施行白內障手術的病患，也植入了人工水晶體，因此成功達成了裸視1・0的良好視力。

當時日本一般的白內障手術，都還採用九十幾年前的囊外法或囊內摘除術，只能達到0・1左右的視力，效果很差。但令人驚訝的是，全球最先進的超音波白內障手術和人工水晶體植入術，竟未被日本眼科醫學會理解，甚至被認為太過危險。

如果是在此方法剛發明的六十幾年前，或許還有點道理，但到了歐美幾乎已全面植入人工水晶體的時期，卻還是飽受批評。如果只待在日本，轉眼間就會被世界拋在後頭，這樣會受到困擾的是病患們。實際上，目前於全球已相當普及的多焦點人工水晶體手術，在日本由於很多機構的技術仍然落後，導致許多病患手術後遠的、近的都看不清楚，毫無視力可言，因而感到萬分沮喪。

不過在我的醫院裡，現在六成以上的白內障手術病患，都希望採用多焦點人工水晶體，且一般術後都能達到裸視1・0的程度。而病患手術後的感想多半都是：「竟然不戴眼鏡就能全都看得見，真是太驚人了！」

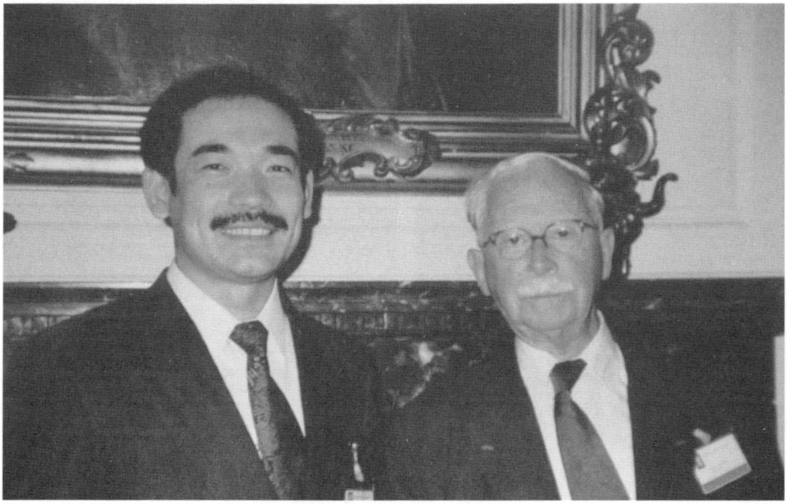

在歐美充分掌握並精通超音波白內障手術，及人工水晶體植入術後，光是白內障的部分，我每年就累積五千個以上的案例，至今已有十萬次以上的白內障手術經驗；若再加上青光眼和視網膜剝離等手術，已施行了十五萬次以上的手術。

而在此期間，我還開發出前囊撕開術（CCC）、核垂直分割法、無縫合白內障手術等，對白內障手術造成巨大變革的嶄新手術方法。另外，像是多焦點人工水晶體及可調式人工水晶體的理論發展等，近代白內障手術的許多發明都出自於我。正因為站在劇烈變化的眼科發展第一線，這幾年，我們眼科醫院於白內障手術後植入的人工水晶體，已變成以遠、中、近所有距離，都清晰的「非球面人工水晶體」或「漸進多焦水晶體」為主流。

前一頁照片，是開發出世上第一個人工水晶體，並於一九四九年進行了全球首次人工水晶體植入術的里德利醫師和我，於一九九〇年在歐洲眼科醫學會的合照。當時我三十六歲，里德利醫師八十二歲。而十年後，我以美國眼科醫學會理事的身分，擔任眼科名人堂的評審時，便將里德利醫師選為「眼科名人堂」的第一人，真是一張充滿回憶的照片。

21 白內障手術並不是在哪裡做都一樣

——如何找到優秀的眼外科醫師

曾有位知名藝人的白內障是由我動的刀，這件事我在ＴＢＳ電視台的節目中也有介紹。

這位名人不只有白內障，還併發了青光眼。很多人都不知道白內障與青光眼之間的密切關係，這位名人當然也不知道白內障手術，對於青光眼的治療是有必要的，故似乎沒有認真考慮過白內障手術。而且他還有嚴重的近視和散光，再加上隨著年紀出現的老花，讓他的眼睛也不太有調節力。換言之，除了因白內障的水晶體混濁導致視力變差外，其裸眼視力本來也就不好。

我選擇替這位名人，植入了近年來全球最受矚目的「多焦點散光矯正水晶體」。也就是讓他不戴眼鏡就能看書、看電視，也能開車。而事後他把自己的感想公開在部落格上，誠實地寫出了手術後遠、中、近都看得清楚的喜悅之情。他說：「早知道能看得這麼清楚的話，就早點動手術了」。

大約二十年前，從多焦點人工水晶體的最早期開始，我便參加了在加拿大的臨床研究。我與歐美的醫師們，有從最初就開始謹慎研究多焦點人工水晶體的經驗，故這算是終於以近乎完美的狀態，開了花、結了果。

手術成功的第一步，收集正確資訊

就醫療資訊的收集而言，來自周遭多名具相關疾病經驗者的資訊是很有用的。尤其若接受手術的本人術後達到裸視1・0以上，看遠、看近都不用戴眼鏡的話，手術就算是相當成功。不過，若只問一個人，資訊可能會不夠清楚，很多時候那個人可能也不知道正確的資訊。故請盡量多問幾個，要從多人身上收集資訊。

此外，網路也可能有幫助，只是網路上的資訊很多都是廣告，多半不是事實。例如，日本有個小鎮的醫師，熱衷於網路宣傳，總是在更新內容。因此，他的醫院始終排在搜尋結果的前幾名，病患因此去了這間醫院，結果失明的例子相當多。

一位三十幾歲的女性，在該院做了二次左眼的視網膜剝離手術都失敗，當她向醫師表示實在痛得受不了時，便被摘除了左眼；而她右眼也有視網膜剝離的問題，但醫生卻放著不管。她在這樣的狀況下跑來我們醫院求助，由於右眼還沒處理，故本院一開始就可用玻璃體手術進行視網膜復位，成功讓視力恢復為1・2。但左眼已被摘除，眼球都沒了，當然就無法恢復。據該病患的說法，這位小鎮醫師的機構，在網路上的搜尋結果中名列前茅，她覺得那間醫院應該評價很好，所以就去了。

而且聽說網路業者有提供一搜尋，便會被引導至特定機構網站的巧妙付費服務。像是每次將搜尋「白內障」的病患，引導至某眼科醫院的網站，就收取某金額的費用。雖說一旦成功引導一萬人，該眼科醫院可能就會被收取數百萬日圓的費用，不過對醫院來說，只要有病患會來，就是有效的廣告。儘管不能以偏蓋全，但請務必注意網路資訊中，其實有很多都是廣告。

我們醫院絕不打這種廣告。因為要是有那個錢，還不如用來購買能拯救病患的新機器。由於不打廣告，故在網路搜尋結果中，便會顯示在稍微後面一點。

不過，網路上也並不都只有騙人的廣告，其中也藏有事實。只是那些真實的內容，會出現在比較後面的搜尋結果裡。做過手術的病患，會把感謝的心聲寫進部落格等網頁中。大家必須注意，廣告是網路的基礎，重點在於你應該要從網路上的眾多資訊中，用自己的眼睛判斷並篩選出正確的資訊。

只要選擇得當，從雜誌、書籍或電視等媒體，也都能取得正確資訊。最近我也常出書及上電視，但其實這些我以前幾乎都會拒絕。因為太忙，根本抽不出時間。然而，畢竟也有一些病患是透過書籍或電視節目知道我這個人，獲得了真實資訊後自願來本院就診，故只要時間允許，我就會寫寫書或上上電視。

容我再次強調，**這世上充滿了各種好壞參差不齊的繁雜資訊。你必須從眾多資訊中挑出正確的資訊，努力地選出更好的醫療機構。**但很多人就連在選擇接受眼科手術的醫院時，都會做出離譜的決定，要不便將就附近的醫院，或是在常看內科醫院順便看眼科，又或是覺得大醫院應該比較好之類的，結果手術效果很差的例子可是相當多呢。

挑選符合標準的眼科機構

其次是要選在設施符合標準的機構動手術。有的眼科醫師甚至是在住商混合的大樓內做手術，在美國，根本不允許在這類混合大樓內進行手術，手術室有一定的設備標準，必須設有無塵室等設備才行。但很多混合大樓的空調，是整棟大樓一起共用，故無法設置無塵室。除非是眼科專業大樓的無塵室，否則無法符合全球標準。日本並無明確的手術室標準，所以才會放任大家在有汙染可能性的混合大樓中做手術。

22 依手術費用選擇人工水晶體的種類

——有時即使自費，也要選多焦水晶體才划算

①希望保險就能完全負擔手術費

日本是醫療費用很便宜的國家，不過，目前多焦水晶體是列為自費項目，因此只靠保險負擔做手術的話，必須使用單焦點的人工水晶體。而植入單焦水晶體，手術後就需配戴眼鏡；但若採取一眼看遠、另一眼看近的「單眼融視法」，便能以裸眼看清相當大的距離範圍。

②壽險有保先進醫療的人

能不戴眼鏡，就達到裸視遠、中、近都清晰的最新多焦水晶體植入術，目前是被列入自費項目。換言之，手術費和人工水晶體的費用無法由健康保

險負擔。

不過，多焦水晶體植入術在日本算是「先進醫療」。所謂先進醫療，一般是指雖為較先進之最新醫療技術，但無法全由健康保險負擔的醫療方法。白內障手術合併多焦水晶體植入術雖是自費項目，但檢查及住院費等其他一般項目則適用健康保險。（註：在台灣，人工水晶體有很多種類，有些是健保全額給付的，有些是需要自付差額的，健保署給付給醫療院所的金額是固定的，因此，選用健保給付的人工水晶體，仍需要與手術醫師討論，使用哪種類型的人工水晶體比較適合自己的需求。）

在此要注意的是，幸好壽險有加保先進醫療（一年以上）的人，在使用多焦水晶體的這水晶體重建術（白內障手術合併多焦水晶體植入術）自費部分，可獲得全額給付。這對病患來說是非常有利的。

故若你有加保先進醫療險，別猶豫，強烈建議你選「多焦水晶體植入術」。尤其藉由最新的連續焦點或非球面人工水晶體的使用，不只是近處和遠處，就連中距離也都能清楚對焦，甚至還能同時治好散光。

只要搭配最合適的多焦水晶體，幾乎所有人都能擺脫眼鏡的束縛。大家難道不覺得，不需要眼鏡和隱形眼鏡的「裸眼生活」，是一種視力革命嗎？透過裸視能力的大幅增加，生活品質便會大大提升。

③自費選擇多焦水晶體植入術的人

很可惜，壽險未加保先進醫療的人若要做多焦水晶體植入術，就必須自費，壽險不會給付，因此，一時的經濟負擔稍微多了點。

但假設你為了節省一時的費用，選了健康保險就能全額負擔的單焦點人工水晶體，結果很有可能會需要戴眼鏡。看書時、開車時，還有工作時要操作電腦，甚至是進行畫畫等休閒娛樂時，就必須準備多副眼鏡或遠近兩用的眼鏡才行。

因為單焦水晶體只能對焦於單一距離，可說是最終極的老花眼。自費選擇多焦水晶體植入術，不僅能讓你裸眼就看得清楚，在費用方面就長期而言也是比較划算。

更別說是運動時不必戴眼鏡，這一大好處了。從日常生活各情境，分別需配戴不同眼鏡的麻煩中，解放出來的美好滋味，是只有體驗過的人才懂的巨大喜悅。視力品質的提升，能夠大幅改善生活品質。**故我強烈建議，有能力負擔自費方案的人，應要毫不猶豫地選擇多焦水晶體植入術。**

但一定要挑選具最佳技術，且會植入最高品質人工水晶體的眼外科醫師。請務必找有數萬例以上白內障手術經驗、有數千例以上多焦點人工水晶體植入術經驗，且絕大多數案例，都能達成裸視1・0以上成果的眼外科醫師動刀。多焦水晶體植入術技術的差距，會導致結果出現極端差異。

23 多焦水晶體的種類與選擇方法

——為患者量身訂做的個別手術

多焦水晶體的選擇，取決於病患手術後的主要視力需求。最重要的是，讓病患選擇能達成其所需之裸視能力、符合其視力期望的多焦水晶體。專業的眼外科醫師，會充分詢問並瞭解病患在興趣及工作上需要怎樣的裸視能力，好為患者選出最合適的水晶體。

①愛看書，只需要看近和看遠

以提供遠近視力的繞射型多焦水晶體，為第一選擇。但這種水晶體雖能看清近物和遠處，中距離卻看不太清楚。因此雖然能看書，也能看清遠處，但缺點是看不清楚車上的顯示器、儀表板等，要看稍微有點距離的桌上型電腦螢幕，也有困難。

②雖然也愛看書，但工作上經常使用稍有距離的電腦

能不戴眼鏡，就達到裸視遠、中、近都清晰的最新多焦水晶體植入術，目前是被列入自費項目。換言之，手術費和人工水晶體的費用無法由健康保可使用非球面的單（多）焦水晶體。在日本，已獲得核准的Symfony人工水晶體是最受歡迎的。這種水晶體，可連續從近距離看到中等距離，再看到遠距離，故病患手術後的滿意度相當高。

不過還是有缺點，缺點就是其近距離視力（看近的時候），實際上稍微偏遠。換言之，英文字母或許勉強看得到，但漢字就顯得很小，很難看得清楚。故這時經常採用稍微保留一點近視的做法。如此就能輕鬆看見近處，而本應達到裸視1．0水準的遠距離視力，則會降至約0．8左右。不過就日常生活的視力需求而言，看遠已不成問題。

③雖說近距離和中等距離很重要，但也希望能直接看清遠方

可使用遠近兩用或非球面的多焦水晶體。若採用非球面型的多焦水晶體，其中一隻眼睛要稍微保留一點近視，另一隻則不保留近視。亦即採取合併了少許「單眼融視法」的所謂「微單眼融視法」。

如果兩眼都植入單焦水晶體的話，那麼，採取左右有別的單眼融視法會比較好。這樣雖比多焦水晶體差，但只使用單焦也能達成相當不錯的裸視能力。

④希望能以裸眼看清所有距離

想要一邊閱讀劇本等近處的小字，同時觀察中距離監看螢幕上顯示的內容，還要能看清遠處的拍攝現場，這樣的要求可說是相當貪心。

不過有一種叫「混搭法（Mixed match method）」的方式，可充分發揮多焦水晶體的特性，這種方法是於一隻眼睛使用遠近兩用的雙焦點人工水晶體，另一隻眼睛則使用非球面人工水晶體。

患者能以遠近兩用水晶體，看清文件等近處的小字，也能看清遠處的拍攝現場。至於另一眼的非球面人工水晶體，由於看中距離的效果特別好，故以裸眼就能看清電視螢幕或交談對象的表情等。

我經常被病患問到，兩眼植入不同的人工水晶體，不會造成眼睛容易疲累嗎？請不用擔心，**進入人眼的資訊不分左右。這些資訊被轉換成電信訊號後，便傳遞至後腦，接著瞬間就被拆散成眾多元素，不論是左眼還是右眼看到的，額葉都會一視同仁地予以判斷。**

24 隨著時代，不斷進化的白內障手術

——單眼融視法的開發

不論遠近都能以裸眼看見的生活

說到白內障手術，採用超音波白內障手術合併人工水晶體植入術，已是今日常識。但在人工水晶體的選擇方面，患者們依舊所知不多，甚至連很多眼科醫師都搞不清楚。先前我已提過，當年從美國回到日本，進行日本首例的超音波白內障手術合併人工水晶體植入術時，日本眼科醫師們的落伍反應。乍看之下，或許會給人在追逐世界潮流般的錯覺，但其實並非如此。

自從成為眼科醫師起，我的目標始終一致，就是要讓病患能夠「不戴眼鏡就能看遠、看近都清晰」。而第一步，就是近視矯正手術。剛成為眼科醫

師時，由俄羅斯的費奧多羅夫醫師，所開發出的放射狀角膜切開術（Radial Keratotomy，RK）正好傳入美國。當時在美國的我，和許多前輩醫師們一同改良了俄羅斯式做法的缺陷，開發出美國式的RK手術來矯正近視。

而開始在白內障手術後植入人工水晶體時，我注意到這樣就能自由決定手術後的度數一事。例如，即使是高度近視，只要降低人工水晶體的度數，便能夠讓視力達到不戴眼鏡也看得見的程度。基於此原理，我發展出了「屈光矯正白內障手術」的概念，並於美國的眼科醫學會發表時獲得滿堂喝采。開發出此概念與以角膜切開方式達成的散光矯正手術——散光角膜切開術（Astigmatic Keratotomy，AK）後，便能夠於白內障手術時進行散光矯正。

單眼融視法的開發

當時的人工水晶體，都是只能看清單一距離的單焦點人工水晶體，故白內障手術後非戴眼鏡不可。而那時還有個困難點在於，手術後的散光現象不穩定，如果立刻配眼鏡，不久散光又會改變，於是就必須一再重配。

針對這點，我在一九九〇年的美國眼科醫學會上，發表「可自行癒合的無縫合白內障手術（Self-Sealing No Stitch Cataract Surgery）」，榮獲了該醫學會的最大獎。**此手術的最大優勢，就在於白內障手術後幾乎不會出現散光現象，立刻就能穩定下來。**而藉由此新技術的運用，便能夠實現穩定的現代化白內障手術——「屈光矯正白內障手術」。

當時，關於眼睛和大腦間關係的研究已有所進展。來自人類眼睛的光線資訊，由視網膜的感光細胞轉換成電信資訊後送至後腦，而這些資訊會先被分解成眾多元素，再進入腦細胞，並於側腦重新組合。接著，藉由過去的資訊來學習的額葉，會從來自眼睛的電信資訊理解所看到的到底是什麼，這樣就完成了整個視覺處理過程。

而由此事實亦可推斷，視覺資訊不論來自左眼還是右眼，一旦進了大腦都一樣，並無分別。故基於這個道理，**我認為人腦應該能夠自然地接受「以焦點設在遠方的優勢眼，來獲得遠處的資訊；並以焦點設在近處的非優勢眼，來獲得近處的資訊」這個方法。**

單焦點人工水晶體，就等同於終極的老花眼。而所謂老花眼，就是變得無法「調節」的眼睛。眼睛的調節機制是收縮睫狀肌，讓睫狀體與水晶體之間的睫狀小帶纖維鬆弛，藉由朝水晶體赤道方向的橫向拉伸，使「水晶體因自己的彈性而變厚、增加曲度」，於是便能達到「調高屈光力」的效果。

但換個角度想，即使失去了改變水晶體厚度的調節力，只要讓一隻眼睛負責對焦遠方，另一隻眼睛負責對焦近處，讓左右眼分工合作，應該就能做到看遠、看近都不必戴眼鏡才對，我把這方法命名為「單眼融視法」。我發現採取此方式，就確實能以裸眼看遠及看近，於是便將之應用於決定白內障手術後的「單焦點人工水晶體」的度數。也就是大幅降低優勢眼在手術後的近視程度，以負0・5D（近視50度）讓它可裸眼看清遠處，而另一隻非優勢眼，則以負1・5D（近視150度）來讓它可裸眼輕鬆閱讀近處的書本，呈現近視稍強的狀態。

這效果非常好。如此一來，即使只用健康保險，就能全額負擔的單焦點人工水晶體，也能大幅改善裸視能力。只要是採行由我首創於全球的「單眼融視法」，就能在一定程度上，以裸眼應付一般的日常生活需求。

病患們都非常開心、非常滿意。另外補充一下，我曾親手為我在美國時的恩師，他是前美國眼科醫學會的會長，進行這種採取單眼融視法的白內障手術。而他至今都還能夠不戴眼鏡，以裸眼進行閱讀、開車等日常活動。這真的可稱得上是能過著「裸眼生活」的「裸眼革命」呢。

25 世上最先進的多焦點人工水晶體

——接著走向微單眼融視法（Micro-monovision）

多焦水晶體的發想，是基於如何讓病患以裸眼，就能看遠、看近都清晰的偉大願望。很多人都知道眼鏡有遠近兩用的，鏡片的上半部可看遠，下半部的鏡片度數則做成適合看近，這正是雙焦點鏡片。

遠近兩用的多焦鏡片就是雙焦點鏡片，可對焦於近距離閱讀等看近的部分，以及看清戶外風景等看遠的部分。雖說由於眼鏡分成上下兩段，必須上下移動眼睛才能看清楚，不過多焦鏡片的視軸是相同的。比起視軸下上不同的遠近兩用眼鏡，多焦鏡片的同軸遠近兩用，看起來當然是輕鬆得多。

折射型多焦水晶體的誕生

雖然已是二十幾年的事了，不過最早的人工水晶體，是設計成遠近兩種焦點以同心圓狀交替的狀態。也就是說，人工水晶體的正中心是對焦於遠處，其外側則對焦近處，然後更外側再對焦於遠處，以此方式分別交替對焦於遠近兩種距離。

當時加拿大著名的現代化白內障手術開發者——金貝爾醫師，是一位眼外科醫師，也是我多年的老友，他邀請我一起到加拿大的醫學會去聊聊。

於此同時，我們也針對接受全球最早多焦水晶體植入術，約八百名加拿大病患進行了觀察。透過與病患的訪談，能夠直接聽到實際上眼睛看起來感覺如何，真的是非常有幫助。雖然還不是成熟完善的產品，但病患滿意度普遍很高，成果令人相當開心。

當然也有缺點，例如，瞳孔小的話就無法對焦於近處，所以瞳孔較小的老人家會難以看清近物。若是設計成看遠很清晰的狀態，近距離視力就會有一些不好的地方，需要進一步改良。當時這種「多焦水晶體」，就是所謂的「折射型多焦水晶體」，人工水晶體本身，呈現遠近雙方以同心圓狀交替、如年輪般往外擴散的形狀。

可調式人工水晶體的誕生與課題

在那之後，我於美國替許多病患植入多焦水晶體。此外，還在美國白內障暨屈光手術醫學會（ASCRS）的年度大會上，因發表藉由人工水晶體的移動，來達成的「可調式人工水晶體」理論而獲得了大獎。可調式人工水晶體，能夠讓終極的調節成為可能。其實，我曾試圖委託日本的廠商來製作這款人工水晶體，可是他們卻說這樣的產品是不可能做得出來的。難得有機會指導日本的製造商進行生產，但日本的廠商卻連理解都做不到；而另一方面，來自美國和德國的四家公司，則邀請我去跟他們說明我的理論。

結果我終究只能指導國外廠商，讓來自美國和德國的四間製造商，把可調式人工水晶體商品化。這項產品在美國大受歡迎，為製造商帶來了豐厚的利潤。但後來發現，由於人工水晶體的材質不佳，調節效果過了幾年後便逐漸降低。一開始，人工水晶體能像孩子的水晶體般，前後移動以改變度數，調節效果相當好，然而一旦材質劣化變硬，調節效果便立刻驟降。

基於上述理由，現在不太有人植入可調式人工水晶體了。不過，可調式人工水晶體理論的正確性，已獲得證實，故將來若發明出某種材質，能讓人工水晶體的彈性一直維持不變，那麼，可調式人工水晶體成為治療老花眼用的代表性人工水晶體的那天，終究會到來。

換言之，「可調式人工水晶體」是未來趨勢，它將成為日後多焦水晶體的王牌。畢竟，先有理論後有產品是發明的常態啊！

繞射型多焦水晶體的誕生

於是接下來，非折射也非可調式，以繞射光的原理，讓光線焦點分別落在近處及遠方的「繞射型多焦水晶體」問世。這就能在不受瞳孔直徑長短的影響下，將光線分成遠近。亦即，**不論瞳孔大小，遠、近都能看得見，於是瞳孔較小的老人家也能看清近物；而缺點則是，因為利用的是繞射原理，光線會衰減，所以看起來偏暗，會有對比降低的問題。**

但其實人眼的視網膜沒那麼敏感，故實際使用時不成問題。目前這種繞射型的多焦水晶體，已是全球主流選擇。除非是希望看遠時，影像顯得更自然，否則折射型的多焦水晶體已鮮少採用。再加上繞射型能夠不受瞳孔大小的影響，讓各個病患都獲得良好的近距離視力，故即使是瞳孔無法增大的老人家，也能達到看遠、看近都清晰的程度。

人類視力的極限在哪？

說個題外話，人的視力到底能有多好？位於人類的視網膜上，對視力而言，最重要的視網膜中央之中心窩錐體細胞，其一個細胞的大小為1・5至2・0微米左右。視力一般是藉由看出視力檢查表中，如字母C般的藍道爾環開口方向，來進行檢測。

而視力1・0的藍道爾環缺口，在視力檢查表上為1・5公釐。這在距離5公尺處，進行視力檢查的病患眼睛視網膜上，會形成大約5微米的缺口影像。

為感光細胞之一的錐體細胞，其最小間隔單位是兩個感光細胞的寬度值，故將中心窩錐體細胞的寬度乘以兩倍，就是大約3到4微米。若把視網膜上的最小單位，換算並對應至距離5公尺遠之視力檢查表，則可在視網膜上辨認的最小缺口，就相當於採用藍道爾環視力檢查表上的視力1・2至

1・6。

換言之，理論上，人的最佳視力為1・6。不過，人類會用大腦進行影像校正，因此能看得到2・0的人也相當多，這就是人類視力的極限。出現在電視節目上，什麼非洲的○○族視力有3・0、4・0之類的說法，其實是騙人的。

我每兩年會去南非的眼科醫學會演講一次，每次去都會替許多非洲人看診。再者，本院六本木分院，有許多外國病患，來自非洲的也不少。我從這些經驗中得知，非洲人的視網膜結構與西方人或亞洲人完全一樣，視力也沒什麼不同。就電視節目而言，這樣也許很有趣，但之所以會把非洲人看成不同於我們的奇特生物，我想或許是因為潛意識中存在有歧視的關係。

不論是日本人、非洲人，還是西洋人，儘管皮膚的色素量不同，但視為生物上不同「物種」的說法是錯誤的。所有人類，在生物學上都屬於同一「物種」。

本院六本木分院周遭，有多達130間的大使館，是全日本最多外國人居住的地區，也因此有很多外國病患來看診。不過在眼睛方面，外國人與日本人並無差異。

基於矯正度數差異的微單眼融視法

大約二十年前，我和加拿大的金貝爾醫師等人，一起開發的雙焦點型遠近兩用多焦水晶體，在全世界廣為使用，獲得了相當不錯的評價。然而現代人，不僅需要看清遠處風景與近距離的書本、文件，也需要在開車時看導航面板，或看電腦螢幕。因此，只靠中距離視力效果欠佳的雙焦點型多焦水晶體，就變得難以滿足需求。

針對這部分，我選擇運用將左右眼水晶體度數稍微錯開的「單眼融視法」的概念來解決問題。而應用此概念，我選擇稍微錯開左右兩眼的雙焦點型多焦水晶體的度數。由於只有稍微錯開，故稱做「微單眼融視法」。如此一來，便能增加焦點，從雙焦點變成四焦點。這效果非常好，當以兩眼同時看時，從近處到中距離，再到遠方，都能以裸眼看得相當清楚。

基於近處度數差異的微單眼融視法

而為了能看近，製造商也開始製造增加度數不同的雙焦點型多焦水晶體產品。換言之，設定好遠處的焦點後，關於近距離的焦點應設在何處，各病患的期望會有所不同。

西方人基於使用英文字母及常用電腦等原因，偏好的看近距離為40到50公分。所以假設在設定看遠部分的度數時，將遠距離視力設為1・2的程度，那麼，將看近最清楚的距離，設定為40到50公分的話，多焦水晶體該加入的度數就以3・0D（300度）到2・5D（250度）左右為佳。於是多數以歐美為主要市場的製造商，都選擇生產所謂的3Dadd（add＝增加），亦即為看近加入3・0D（300度）的人工水晶體。

而另一方面，日本人由於必須閱讀漢字，40到50公分的看近距離，就稍嫌遠了點。為了讓日本人也能常常看書，我和製造商商量，請他們生產所謂的4・0Dadd，亦即加入4・0D（400度）的產品。換言之，就是能看清楚30到35公分左右、近距離的人工水晶體。但這4・0Dadd的看近距離，故會導致患者難以看清楚電腦螢幕等40到50公分距離，以致於病患總是必須把臉貼近螢幕才看得到。

於是，我選擇將一隻眼睛植入可看遠及清楚閱讀距離30公分左右之近處書籍的4・0Dadd雙焦點型多焦水晶體，而另一眼則植入常用於歐美、看近距離稍微遠一點的3Dadd多焦水晶體。

也就是說，一隻眼睛植入4・0Dadd，另一隻植入3・0Dadd，兩邊分別植入稍有差異的人工水晶體。如此一來，同時用雙眼看的話，兩隻眼睛都能看清遠處。但近距離的部分則左右焦點不同，結果就是兩隻眼睛共能看清楚三個焦點。這便是適合「經常閱讀有漢字的書籍，又必須看電腦螢幕，但也想看清遠處」的患者的方法。

26 克服多焦水晶體的散光問題
——多焦點散光矯正水晶體的誕生

多焦水晶體為了將光線分遠近，必須接收繞射光，因此光線會衰減，導致聚集於焦點的光線減少。這會使得聚集於一個焦點的光線，只有原本的四成左右。在這些因素的影響下，如果病患的眼睛有嚴重散光，手術後的視力就無法明顯改善。故以往都會於術後半年左右，再加做矯正散光的ＬＡＳＩＫ手術來治療散光。

只是日後再施行ＬＡＳＩＫ，當然就算是另一個手術，也必須另外付費。而且更進一步深究，有少許可能性，會發生因切削角膜導致所謂的高階像差的細微失真現象，亦是缺點之一。對病患來說，基於對額外付費及再次手術的抗拒感，希望事後一定要再把散光完全消除的患者其實不多。

而這種狀況的救星，就是「多焦點散光矯正水晶體」。一旦有散光，在做完多焦點人工水晶體植入術後，便會發生不論遠近都看不清楚的現象。雖說是否要合併採用此散光矯正，取決於病患對視力的需求強度，但總是能有一定的判斷。

什麼是散光？

散光是由角膜的變形及水晶體的變形所導致。透過白內障手術，水晶體的變形便得以消除，故實際上會成為問題的，是由角膜變形導致的散光。而因外傷或發炎造成的角膜變形，屬於特殊狀況，在此不予考慮。構成角膜的主要細胞成分為膠原纖維，隨著年齡增長，會導致膠原纖維的鬆弛變化，便會引發散光現象。

由角膜造成的散光，可分為橫長型（水平方向）角膜變形引發的「順散光」，以及縱長型（垂直方向）角膜變形引發的「逆散光」。人類的角膜是由膠原纖維細胞所組成，而膠原纖維會隨著年齡增長，組織日益鬆弛。於是散光就會朝向縱長的形狀，亦即朝著逆散光的方向變化。

兒童時期的散光，通常是橫長角膜型的順散光。由於小時候水晶體的調節力很強，能夠調節這種順散光，故多半不成問題。但隨著年紀越來越大，角膜膠原纖維會鬆弛，逐漸變成縱長型的逆散光。此時往往已有老花眼，沒什麼調節力，因此，這種逆散光就會成為大問題。

多焦點散光矯正水晶體

如此一來，在植入多焦水晶體時，就必須知道病患需要多少程度的散光矯正。能做到完全沒散光當然是最好，但可別忘了，隨年齡增長，散光會往逆散光的方向變化這一事實。

而且所謂的散光矯正水晶體，依散光的矯正範圍不同，也只有四種散光矯正度數的水晶體可用。換言之，輕微的散光有可能無法消除，而大幅超出矯正範圍的重度散光則只能減輕其散光程度。因此，散光矯正的程度並不像LASIK那麼自由。

在此說明我們一般會考慮的判斷標準。逆散光會隨年齡增長而惡化，故0．5D（50度）以上的逆散光，才會是矯正對象。而由於預期將來會朝逆散光發展，所以會反過來先將之轉變為輕度的順散光；至於順散光的病患，則應於預期今後順散光會減少的同時，一併考量年齡來做判斷。通常對於有0．75D（75度）以上順散光者，是否接受散光矯正手術這點，我們會逐一詢問各個病患的生活狀況及期望來進行判斷。

在術後立刻達到最佳視力是相對較容易的。但今日已是人生逼近九十年的時代，秉持著希望能提供病患一輩子良好裸視能力的想法，我總會傾聽對方的人生規劃，再嘗試做散光矯正。也就是說，**正如每個人的穿著都不同，**

眼睛也該配合每個人的個別條件，來量身訂做專屬的屈光手術。找最厲害的裁縫師訂做的西裝極為合身，宛如身體的一部分般，而屈光手術也是同樣道理。

什麼是三焦點型的多焦水晶體？

隨著雙焦點型的多焦水晶體在全球日益普及，相關問題也開始浮現。尤其是開車時，看不清儀表板及導航螢幕，還有要看稍微有點距離的桌上型電腦螢幕也不太方便。逐漸有病患抱怨，一旦只有看近和看遠兩種焦距，中等距離的東西便會看不清楚。

而因應此需求誕生的，便是具遠、中、近三種焦距的多焦水晶體。此產品也已獲得一定的評價，只是在日本，這種人工水晶體還沒被核准，故用了也無法獲得先進醫療保險附約的手術費給付。據說，有一些機構會隱瞞所採用的水晶體是尚未被核准的產品，好讓病患能申請先進醫療的保險給付，但若事後被發現，想必這筆錢壽險公司還是會要求退還的。

不過，接下來介紹的非球面人工水晶體，則是一種焦點一直連續不斷的最新型人工水晶體，比三焦點型的還更方便好用。現在，全世界正逐漸轉向這種非球面人工水晶體。我認為三焦點型水晶體，只是過渡時期的產物，終究是會消失在市場上的。

日本並未核准三焦點型的水晶體，故除了個人進口外，並無正式輸入，然而更先進的非球面人工水晶體，卻已獲得核可。此外，自二〇一八年一月底開始，散光矯正非球面人工水晶體亦獲得了核准。至此，日本的人工水晶體核准速度，也終於達到了世界水準。

非球面單（多）焦水晶體的出現

最近出現了所謂的非球面單（多）焦人工水晶體（Extended Depth of

Focus, or Extended Range of Vision IOL）。採用這種水晶體的話，從近距離到中距離，再到遠距離，都能連續清晰。尤其中距離部分看起來特別清楚，這促使更自然的裸眼視力成為更大的可能。

不過，這種水晶體也有缺點。因為主要是針對西方人的使用習慣而設計，近處的對焦距離偏遠，不是很理想；其近距離焦點大約落在40到50公分處。對如使用漢字國家的人們來說，不拿遠一點就看不清楚，拿遠了又會覺得漢字太小，黏成一團，難以閱讀。

該怎麼解決這問題呢？有兩種做法。一種是應用「單眼融視法」，在其中一隻眼睛的水晶體度數選擇上，稍微保留一點近視，以利看近。而必須注意的是，採取這種做法時，保留近視的那一隻眼睛就不太能看遠。

以特地保留負0・75D（近視75度）的情況來說，只要與多焦水晶體元素再接近0・75D的程度，就能對焦。換言之，以30公分左右的距離，就能順利閱讀內容包括漢字的一般書籍。看遠一般都能達到裸視1・0以上，但由於稍微保留了一點近視，故大約會變成0・7～0・8左右。不過請想想，在日常生活中哪個比較重要？能不戴眼鏡就清清楚楚地看見近距離至中距離，肯定是比較輕鬆的。

而植入於另一隻眼睛的非球面人工水晶體，則是依最初的設計選擇水晶體度數。如此一來，那隻眼睛就能從50公分左右的距離，連續看到中距離，再到遠距離。尤其在開車時，這隻眼睛會顯得特別好用。車上的儀表板及導航螢幕等，都能看得清楚，非常方便。

進入人眼的資訊會從視網膜轉換為電信訊號後，傳送至後腦。而進入腦部的訊號資訊，會先被分解成零散的元素，進入為數約一億的腦細胞後，再度於側腦重新組合，接著由額葉將這些資訊與過去的記憶比對，以判斷所看見的是什麼。

右眼也好，左眼也罷，所有從眼睛進入大腦的電信訊號資訊都會暫且被分解成零散的元素。資訊到底是來自右眼還是左眼，並不會造成影響。偶爾會有病患懷疑「左右眼接收到的資訊不一樣，真的沒問題嗎？」其實真的不會有問題。分別用單眼看的時候可以感覺到差異，但只要是兩眼一起看，就不會注意到。

非球面人工水晶體與雙焦水晶體

另外，也有除了「微單眼融視法」以外的做法。亦即利用左右眼可見範圍不同的概念，來使用人工水晶體，藉此補足左右眼所能收集到的資訊。

例如，我曾替好幾位電視公司的首席製作人動過手術，而他們對視力的要求是相當高的。他們要閱讀手邊印滿了小字的劇本或手稿，同時頻繁地查看稍有距離的監控用電視螢幕，還要能夠對在下面攝影棚錄影的工作人員，提出最終確認，故必須遠、中、近都看得清楚才行。此外，在攝影棚內的強光下當然要看得清楚，而由於經常工作到很晚，所以也需要夜間視力。面對如此複雜的要求，我所提出的結論就是——「混搭法」。

所謂「混搭法」，就是針對閱讀近處的詳細資料或書籍等需求，使用4・0Dadd規格的雙焦點型多焦水晶體。使用此種水晶體的那隻眼睛，除了能順利閱讀近處的小字外，也能方便地向下俯瞰距離10公尺以上的攝影棚內，確認遠處參與演出者及工作人員的的表情，以順利給出錄影完成與否的回應。

但要看清楚周圍的許多監控螢幕，只靠這隻眼睛是有困難的。雖然貼近看就看得到，但這樣無法滿足一眼就看清所有螢幕的需求。因此，我在另一隻眼睛裡植入了非球面人工水晶體，這一眼的水晶體，能清楚看見稍遠的近處到中距離。當然遠處也看得到，從攝影棚中演出人員的嘴角到臉部表情全都看得見。我把像這樣分別植入「4・0Dadd的雙焦點型多焦水晶體」與「非球面人工水晶體」，兩種概念不同水晶體的做法，稱為「混搭法」。

實際使用混搭法（Mixed match method）患者的真實資訊

在實際完成幾家知名電視台製作人的手術中，採用此方法後，仔細瞭解了他們對術後視力的感想，結果他們的感想幾乎都和我預期的一樣。夜間的眩光現象（在所看的物體或光線周圍，有光線暈開的現象）並不嚴重，沒特別去想的話，其實不會注意到。就夜間眩光的形狀而言，雙焦點型多焦水晶體看到的是放射狀擴散光；非球面人工水晶體看到的，則是圓形擴散光。但據說夜間看到的眩光，會隨時間延長而逐漸感覺不到，白天則沒有眩光現象。

來自眼睛的電信資訊，會在腦部被分解成各種細節元素，不僅與來自右眼還是左眼無關，也與雙焦點水晶體、三焦點水晶體，還是非球面水晶體等都沒有關係。這些在腦內被分解成零散元素後，進入腦細胞的資訊，經篩選出大腦能夠辨識的良好資訊後，會在側腦被重新組合，故即使有多重資訊也沒關係。

現在也可選用散光矯正非球面人工水晶體

任何方法都有優點也有缺點。而說到多焦水晶體的缺點，由於多焦水晶體會拆分光線，導致聚集於單一焦點的光線量變少，故有時在同樣的場所，視力會比單焦水晶體稍差。

正因為聚集至單一焦點的光線減少，因此，若手術後有散光，使用多焦水晶體就會較難達成良好視力。有時甚至會覺得遠的、近的都看不清楚。如果散光嚴重的話，最好選擇多焦點散光矯正水晶體。而且進入二〇一八年後，非球面人工水晶體也能夠矯正散光了。如此一來，不只是傳統的雙焦點型多焦水晶體，漸進式的非球面人工水晶體也能同時矯正散光。

不論是雙焦典型的水晶體還是非球面的水晶體，醫師都必須瞭解病患到底需要多少程度的散光矯正。**這時千萬別忘了隨年齡增長，角膜散光會往逆散光的方向變化**。

不管是非球面、雙焦點，還是散光矯正水晶體，依散光的矯正範圍不同，實際上都只有四種水晶體可用。因此，輕微的散光有可能無法消除，而大幅超出矯正範圍的重度散光，則只能減輕其散光程度。並不是像LASIK那樣能自由矯正散光。儘管如此，能以人工水晶體的曲度來矯正或減輕散光，還是有很大的好處。

逆散光會隨年齡增加而惡化。不過，相對來說較輕微的逆散光，只要在0・5D（50度）以上，亦可成為矯正對象。而由於預期將來順散光會逐漸轉變為逆散光，所以通常會先刻意過度矯正逆散光，使之變為輕度的順散光。

基於希望能提供病患一輩子的良好裸視力，我總會傾聽對方的人生規劃，再嘗試做散光矯正。通常都會考慮到往後的二十年，甚至三十年。這是一種根據每個人的個別條件，來量身訂做的專屬屈光手術，能夠讓病患的眼睛完全符合個人需求。

27 要植入多焦水晶體時務必慎選眼科

——能夠使裸眼視力徹底發揮的醫師相當有限

多焦水晶體植入術在全球越來越受歡迎

以如此徹底致力於眼睛的專業做法，在本院六本木分院及橫濱分院，每年都實施數千次的多焦水晶體植入術。

以六本木分院來說，不包括同時進行玻璃體手術者，在只單純做白內障手術的病患中，有高達近八成的人，都希望採用多焦水晶體植入術。我們的術後成績就是這麼好，絕大多數病患都能達到裸視1．0以上的視力。

前總理大臣細川護熙先生，早在超過十年前，日本還處於剛開始採用多焦水晶體的最初期階段時，便由我做了手術。現在他已經八十歲了，不僅裸視仍有1・5，而且遠、近都看得清楚。

多焦水晶體植入術，只要是由擁有大量經驗與知識、手藝經千錘百鍊的眼外科醫師來動手術，一定都能達到裸視1・0以上。但即使在單焦水晶體方面擁有數千例至數萬例的經驗，若在多焦水晶體上並無同樣或更多經驗的話，由這樣的醫師動刀，病患就有可能變成遠的、近的都看不清楚。這是因為多焦水晶體所需要的手術技術與精準度，和單焦水晶體有著完全不同層次的極大差距。

最重要的是，務必找具超高技術的眼外科醫師動手術。就和米其林三星級餐廳的主廚一樣，那樣的實力和一般醫師相比是有很大差異的。

二〇一八年五月，國際眼科醫學會於美國華盛頓召開。這次在多焦水晶體的會議中，我一整天都扮演著會議主持人及評論者的角色。經由全球各地醫師們的演講，讓我清楚理解了大方向的趨勢變化。

簡單來說，全世界正逐漸轉往「非球面多焦水晶體」，亦即任何距離都能看得清楚的多焦水晶體的方向。目前，本院使用的許多多焦水晶體，也都是非球面的多焦水晶體，其中又以包含散光矯正功能的非球面多焦水晶體類型，最受歡迎。

為了保護此生唯一的寶貴雙眼

花了超過二十年的時間，才終於走到這裡。新一代的明日之星，是由我發展出理論的可調式人工水晶體，想必會在接下來的二十年內到來。而在那之前，應該是在微調改善非球面水晶體的近距離可見範圍等細節的同時，一邊持續研究開發。

對清楚瞭解多焦水晶體的一切的我而言，避免重蹈美容整形外科等為賺錢，而加入LASIK手術市場的覆轍有絕對的必要性。此外，醫療及治療是個一定要做出良好結果才行的世界。但大家卻往往在未掌握可靠資訊的狀態下，便做出錯誤的選擇。

日本TBS電視台的節目「名醫のTHE太鼓判！（暫譯：保證是名醫！）」曾經有一集是多焦人工水晶體特輯，其中包含電視台導播來採訪本院病患的片段，而外國病患很多一事似乎令大家相當驚訝。接受採訪的吉布地共和國高級官員，以及來自紐西蘭的病患們被電視台的人問到「為什麼要千里迢迢地來深作眼科？」時，據說他們的回答是「深作醫師聞名全球，擁有一流的手術技術，所以我們特地跨海來此，希望能獲得治療。」。

另外，還有好幾位病患也是從國外來看診，而從北海道及沖繩等地坐飛機來的病患也很多。這些有緣人，為了保護此生唯一的寶貴眼睛，不惜坐飛機來接受最好的手術。但實際上卻有很多人，即使是為了保護寶貴的眼睛，也是選擇距離近的，或是將就在常看內科的綜合醫院順便看眼科等，決定下得實在是太簡單、太隨便了。

手術一旦做了就無法回頭，這和買衣服不一樣。請抱持著一定要成功的信念，接受少數值得信賴的超級高手眼外科醫師的診療。醫療不是服務業，醫療是神聖的職業，不會像服務業那樣依據損益來運作。例如日本的保險對於一起執行多項手術的高難度同步手術，只會給付一部分的手術費。但若我們認為有必要，即使免費做或虧錢做，也都會進行手術治療。

最重要的是要收集各種資訊，選擇能以最好的技術及手藝來拯救自己的眼外科醫師。不能只選擇看起來和藹可親的醫師，真正的眼外科醫師相當嚴格，因為他們拼了命地想拯救病患。一旦有病患是錯過了治療時機才來，他們一定會先殘酷地指出實情。畢竟病患本身若無法以認清現實為起點，就無法進行治療。不過，話會說得那麼嚴厲，就表示醫師有決心要治好病患。

Chapter

05

別被錯誤的常識與治療方式給騙了

翻轉以往錯誤概念的迷思，護眼第一步是建立正確的保健常識。

28 盡量避免扣壓手術

——視網膜剝離要用玻璃體手術來治療

在治療視網膜剝離的手術方面，日本至今仍以扣壓手術為主流。但這其實是非常老舊、過時的方法，請盡量避免。

採取扣壓法時，幾乎必須將結膜整圈切開。而對待結膜不夠小心的醫生太多了，很多切痕都亂七八糟，結膜也變硬。這樣日後就會無法進行利用結膜的青光眼濾過手術。

在其他先進國家，視網膜剝離是以玻璃體手術來治療。日本之所以還在施行扣壓手術，無非是因為能做最先進玻璃體手術的醫師還很少的關係。

我們是全方位的眼科手術專家，就連視網膜剝離每年也都治療多達2千個左右的案例。只要一開始就採用玻璃體手術，幾乎所有案例都能治好。如果能夠做最先進的玻璃體手術，那一開始就該做玻璃體手術。先做扣壓不成才做玻璃體手術的結果，當然就是玻璃體手術也失敗，把視網膜搞得破爛不堪後，才來求助。要治療狀況如此惡劣的眼睛，可說是極為艱鉅的任務。至少是已是確定無法獲得良好視力了。

請務必瞭解，你必須一開始就找能夠完美施行玻璃體手術的眼外科醫師看診，以便一舉治好視網膜剝離。找到好的眼外科醫師是最重要的。

一旦發現視網膜剝離，可能就會被醫師宣告不立刻動手術便會失明。但其實差個一、二週完全不會有問題，一開始就接受最好的手術才是真正關鍵所在。

29 白內障拖延治療會產生併發症

——因為有併發青光眼的可能

得白內障時，多數病患大概都是到附近的診所看診。然後醫生就會跟你說：「還沒有很嚴重，再觀察一陣子。我會開可抑制白內障惡化的眼藥水，請定期來檢查。」

以上說法其實有點問題。很不幸地，日本是個缺乏優秀眼外科醫師的國家。在這樣的國家，很少有機會能接受世界級的最佳白內障手術，所以術後視力也就沒那麼好。在這種情況下，即使「當病患感到不便時」，對其他先進國家而言，就已是「適合做白內障手術的時機」，但在日本卻還是容易被說成動手術還嫌早了點。

更何況，**這世上根本不存在對白內障有效的藥物。目前能夠有效治療白內障的，就只有手術。**總是不斷有病患哀嘆著，都定期檢查並點眼藥水點了十年，怎麼還是沒用？

在現今社會為重要保障之一的醫療費如此不足的狀態下，應該將無效的藥物從保險中刪除。現在真正必要的藥物及手術費用，根本無法靠保險負擔。應該要針對所有的保險藥物，客觀地，以不受任何利益團體影響的形式，重新判定藥物的效果，並重新檢討哪些藥物應列入給付。

此外，大家也該充分理解太晚做白內障手術會有的風險。看不見固然很困擾，但還得擔心併發症會增加的問題。而其中最讓人困擾的問題就是，白內障如果放著不管，便可能引發青光眼。

青光眼是一種會因視神經病受損，而導致失明的疾病。目前已有報告指出，日本人失明的最常見原因正是青光眼。雖說能夠徹底執行青光眼手術的眼外科醫師很少，亦是一大原因，不過主要還是因為大家缺乏對於白內障放著不管，便會併發青光眼的危機意識。

在人的眼球內側有所謂的睫狀體，而這睫狀體以名為「睫狀小帶」之纖維組織連接至水晶體的邊緣。此睫狀體的細胞，會負責分泌眼睛內的水，這些水繞經虹膜，通過瞳孔後，來到眼睛前端的前房部分。因此，眼睛裡的水有時也稱做「前房水」。這些水，會從虹膜與角膜之間的空隙角落流出。而位於角落盡頭處的，是如排水溝網格般的小樑組織（Trabecular Meshwork）。那是讓水流出並回到血管的出口，作用就像是排水溝。

另外，就胚胎學而言，眼睛的水晶體是來自與指甲及頭髮相同的外胚層。換言之，水晶體會一輩子持續生長。二十幾歲時的水晶體，直徑約為7・5公釐，但九十歲時，會增長到9公釐左右。當然水晶體的厚度也會增加。也就是說，白內障若放著不管，時間久了，直徑就會越長越大，並因白內障而有點水腫，變成較為鼓脹的水晶體，進而形成頂起虹膜的狀態。

如此一來，虹膜與角膜之間的角落通道就會漸漸變窄。**雖然在角落的盡頭處有水的出口，但水很難流到這裡，阻力越來越大，結果眼壓變得相對較高，就成了會讓視神經受損的青光眼。**這時的重點在於，一般診所醫師往往都只看到有白內障的水晶體，卻沒注意到位於眼睛深處，視網膜上的視神經變化。

假設病患過了十年左右，眼睛越來越看不到，於是想動手術，結果經醫師診斷後，醫師表示應該要早點做白內障手術才對。或者更糟的還可能被醫師宣告，眼睛裡的視神經嚴重受損，已是重度青光眼。於是病患嚇了一大跳後哀嘆道：「明明十年來都定期去看醫生檢查，還有點預防白內障的眼藥水，怎麼會這樣？」

像這樣的例子，已看過不下數千個。白內障應於早期發現時，就特別注意眼底視神經的變化，以便早點發現青光眼。六十五歲以上的白內障患者，合併有青光眼的比率非常高。尤其七十歲以上的病患，包括輕度者在內，依據美國的統計，約有九〇%的人都合併有青光眼。日本也一樣，其實很多人都併發了青光眼。幾年前的國際眼科醫學會，就已宣告：「青光眼的治療以白內障手術最為重要」。

千萬別再放著白內障不管，別再採取這種一邊滴著沒效的眼藥水、一邊觀察的行為。很不幸地，許多病患由於長期放著白內障不管，到本院初診時，就被診斷為末期的青光眼，著實大受打擊。這些人的青光眼不只是病患本人沒注意到，很多是連有去定期檢查的眼科醫師，都沒能診斷出他們有青光眼的問題。

對於這樣的病患，我們會立刻施行白內障手術，先將眼內的水流恢復。

但對於已處於末期，對視神經大半都已受損的病患來說，若無法將眼壓降至9mmHg或10mmHg等相當細微的極低數值，便無法保住視力。因為已受損的視神經在一般的正常眼壓下，是無法防止青光眼惡化的。此外，還必須緊接著做青光眼濾過手術。我總會忍不住覺得，若能在視神經損壞到這種程度之前，就接受治療，要保住視力和視野不知有多麼容易呢！

突然大量飲水會讓眼壓急速上升

關於青光眼，不久前在日本TBS電視台的節目「この差って何ですか？（暫譯：這有什麼不同？）」中，我有談過，當時的主題是運動後大量飲水可能會有的風險。

而突然大量飲水的行為，是可能引發青光眼的。一旦「在5分鐘內喝下1公升的水」，嚴重時便可能讓眼壓上升20mmHg（是一種青光眼誘發測試法）。當然，已有青光眼的人，其視神經的損傷便會因此繼續惡化。

前陣子去歐洲出差時，正打算登機的我，在行李檢查區前拿了一瓶大瓶、我最愛的Evian礦泉水。通常機場是禁止帶水上飛機的，於是覺得倒掉太浪費的我，便一口氣把剩下約１公升的Evian礦泉水喝光。結果頭就開始有點暈，明顯感覺到眼壓升高了。當我喝完水出現這症狀時，才想到：「唉呀，一口氣喝下１公升的水，不就等於是在做青光眼的誘發測試嗎？」

毫無疑問地，我已明顯感覺到自己的眼壓上升。可別把這當笑話聽過就算了，就算是在登機前，於行李檢查區一口氣喝下１公升的水這種小事，也做不得。如果是體型小的人，或是已有青光眼的人，便可能因為這樣一口氣的大量飲水，導致青光眼發作，造成視神經損傷。

我當時也覺得自己做了蠢事。體型小的人，很可能一口氣喝掉５００毫升保特瓶的量，便足以使眼壓升高。**在喝酒的場子，一口氣乾掉一大杯啤酒也是一樣糟糕。甚至因為還含有酒精，對身體及眼睛來說，應該是比一口氣**

喝進大量的水還要糟。

僅有一眼異常的話，多數人都不會注意到

有一次，有五位二十歲左右的男性，陸續因視網膜剝離而來我們醫院求診。看來這些病患發生視網膜剝離，應該都已經過一年左右的時間。因為視網膜剝離長期放著不管，便會有很多呈餐巾環狀的增生膜，出現在視網膜下方。當時我覺得奇怪，二十歲左右的男性，怎麼會沒有早點發現？

但據他們說，一次檢查一隻眼睛的方式他們之前都沒做過。我可以理解小孩或老人或許有困難，但就連應該算是最敏感的年齡層的人，都不做單眼檢查，這可是個大問題。由於沒有一次檢查一隻眼睛的習慣，故即使一隻眼睛已失明，往往也不會注意到。

我們所看到的是經大腦修正後的資訊

雖然書中已經提過很多次，不過，還是讓我們再來複習一下，眼睛看東西時的運作機制。

反射或穿透自物體的光線進入眼睛，聚焦於視網膜的感光細胞。視網膜的感光細胞，尤其是三種錐體細胞受光後，分解蛋白質並產生電信訊號。此電信訊號經由視神經，傳遞至位於大腦後方的後腦。接著，資訊瞬間被分解成長度、方向、顏色、粗細等細節元素，各元素分別被腦細胞區分出來。然後大腦再運用其中的必要資訊，於側腦重組成形。將之與過去記憶中經學習而得的資訊比較，由額葉加以識別、理解。

換言之，其實和資訊是從左眼還是右眼進入沒什麼關係。且由於大腦會修正資訊，就算一隻眼睛看不到，也不會感到異常。所以即使是最敏感的年齡層，視網膜剝離了很長時間，一隻眼睛已看不到很久，也可能毫無知覺。

護眼 TIPS

平常就要「養成交互檢查單眼視力的習慣」。尤其視網膜剝離及青光眼等，是屬於腦神經之一的視神經病變，而腦神經無法再生，故必須儘早治療。特別是視網膜剝離，只要由能做現代化玻璃體手術的眼外科醫師來動刀，就都能治好，因此，早期發現真的非常重要。

青光眼發病是患者難以察覺的

青光眼的進展速度緩慢，再加上大腦會自動修補欠缺的視野範圍，讓人產生看得見的錯覺，導致本人難以察覺。到底該怎麼發現自己有視野缺損呢？讓我們利用身邊簡單易得的東西來做測試。

首先，將字比較大的月曆掛在牆上，然後把中間的大數字用筆圈起來。接著請遮住一隻眼睛看該數字。

測試右眼時就遮左眼，以此方式交替檢查。假設現在是用右眼看。只用右眼持續盯著月曆中央圈起的數字，例如，是15的話就一直看著15。接著依此眼睛的位置，由左到右逐一讀出連續的數字。眼睛要繼續盯著15，不要移動視線。

所有數字都讀得出來嗎？你可能看不到右下方的17、18、24、25、30、31等數字，假設再試一次結果也一樣，這樣就可推測應是右下角的視野缺損。這時請立刻到先進醫療機構接受眼外科醫師的診斷。若確認是青光眼，就接受治療。如果是早期，應該只需要點點眼藥水並觀察一陣子；但若很嚴重，就無法靠藥物阻止其惡化，必須做青光眼手術才行。

此時的關鍵在於，**如果開刀的醫師，只有能力施行一部分的青光眼手術方法，當一次的手術以失敗作結時，或是其效果提早消失時，就再也無法做進一步的手術治療。**

青光眼有很多種手術治療法。雖說也有不少例子是一次就能達到理想的控制，但有些確實是需要透過多次不同的手術方法，才能充分控制眼壓，以阻止青光眼惡化。

例如，有一種叫「新生血管性青光眼」，是非常嚴重的青光眼，而且這樣的青光眼病患，在日本會因無法治療而被放棄。對於這種青光眼，有一種方法可用，該方法是前年我在美國眼科醫學會上介紹過的。亦即將眼科專用的0・6公釐極細內視鏡放入眼中，一邊在內視鏡的監視螢幕上，檢查無法從外部看見的睫狀體上皮細胞，一邊使用尖端彎曲的眼內雷射，來施行睫狀體上皮細胞的光凝固術（ECP），直到其上皮細胞完全變白為止。

這方法等於是直接針對眼內分泌水分的部分，抑制水的產生。此外，對於通常不打雷射的睫狀體扁平部，也要以雷射確實照射。

如此一來，以往不論用什麼方式，都無法使眼壓降至40mmHg以下，只能放著高眼壓不管的、起因自糖尿病的新生血管性青光眼，就能被成功降至10mmHg左右的安全眼壓。

由於新生血管性青光眼，是發生於糖尿病引起的視網膜病變重症案例，故幾乎在所有醫院都可能因無法治療，而被放棄不管，直至失明，但若是來到全球最先進的機構中，則能徹底控制眼壓，予以治療，使之恢復視力。

30 青光眼可用手術治好
——多數眼藥水都無法阻止其惡化

目前，青光眼的積極治療就是降眼壓。去看眼科，醫生就會幫你測眼壓，還有檢查視力，並依需要檢查視野範圍。如果眼壓高，視野又有缺損，不積極降眼壓就有很高的可能性會失明。

現在大家常用的，是可降眼壓的青光眼用眼藥水。去看眼科時，甚至有眼科醫師會說，最近已經有很好的眼藥水了，所以不用擔心青光眼之類的話，其實這正是問題所在。

眼藥水在某個程度上確實能降眼壓，也有人確實只靠眼藥水就成功阻止青光眼惡化，但這是少數。多數都只是減緩了青光眼的進展速度，實際上無

法阻止它繼續惡化。

因此青光眼手術很重要，當我跟病患說：「做青光眼手術吧！」，病患總會一臉驚訝。很多病患的反應都是：「青光眼可以動手術？」、「我一直以為青光眼沒辦法動手術。」

原因在於，日本能夠完整地做青光眼手術的眼外科醫師極少。就以最具代表性的青光眼手術——小樑切除術（Trabeculectomy）來說，很多機構即使施行了此手術，但術後不久，其效果很快就消失了；又或是，當病患得了新生血管性青光眼時，打從一開始就被醫生宣告沒辦法動手術，其實只是因為醫生不知道真正有效的辦法而已。

青光眼手術中最為困難的，是由糖尿病併發症引起的「新生血管性青光眼」，在日本，基本上許多醫療機構應該都束手無策。對此，我們所開發出的方法是使用眼科用的內視鏡，以在眼內產生水分的睫狀體突起為中心，於直接監看內視鏡監視螢幕的狀態下，提高眼內雷射的功率並進行雷射施打。

這是非常困難的手藝，也必須要能完美地施行玻璃體手術才行。一邊看著監視螢幕上來自0・6公釐極小型內視鏡的影像，一邊使用尖端彎曲的眼內雷射，來凝固睫狀體突起。這方法雖然困難，但效果卓越。藉此，很多等於已被宣判只能等待失明的病患，都得以保有更好的視力。

就像這樣，青光眼的手術是有好幾種方法的。對於在青光眼的治療上，日本眼科醫師太偏重眼藥水這點，讓我感到十分憂心。除非有更多認真鑽研手術技術的眼外科醫師出現，不然日本失明原因的第一名是青光眼，此令人痛心的事實大概永遠無法改變。

護眼 TIPS

請尋找手術經驗多達數萬例以上的眼外科醫師。所謂好的眼外科醫師，數萬例以上的大量手術經驗，與良好的手術成績，可說是絕對必要條件。為了找到這樣的眼科醫師，請在平日就多多留意。

31 眼球破裂還是有機會治癒

——只要眼球還在，都有機會治好

眼睛被高爾夫球擊中、被剪刀刺中、被噴彩帶用的加農砲打中等，因這類平常很少發生的可怕狀況而造成的外傷，有時可能會引發眼球破裂。通常這種病患應該是會去急診。但你以為急診真的能治好嗎？若真是這麼以為，那麼你的資訊力也未免太差了。要知道，急診終究只會做緊急處置，他們既沒有設備、沒經驗，也缺乏手術力。

讓我來分享一位知名大學二十歲男性的例子。他喜歡去山裡健行，某天去了附近的山上走走，走著走著，突然有落石滾下。很不幸地，他的左眼直接被落石擊中，鮮血便從左眼流出。他很快地叫了救護車，還指定要到某家知名的大學附屬醫院。他是那間知名大學的經濟系學生，想必是因此對該校有特別的情感，所以才請救護車載他去該大學的附屬醫院，而救護車也照著他的要求把他送到了那間大學附屬醫院。

他被送進該大學附屬醫院的急診門診，接受了緊急手術。但在那之後，他就完全看不到，於是來本院求助。初診時是由我看診，但他的眼睛已是無法治療的狀態。因為他的眼球已被摘除，根本就沒有眼睛了。事已至此，我們能做的也只有幫他做個好的義眼罷了。

經過一段時間，患者的病歷副本送到了我們這兒，看過病歷內容後，我大吃一驚。根據急診門診眼科醫師的描述：「觀察病患受傷的眼睛，全都是血，不知發生了什麼事。由於擔心會影響右眼，因此摘除左眼球。」

基本上除非是眼癌，否則建議不要摘除眼球，即使是眼球破裂也一樣。就算眼球破裂，只要儘快施行角膜移植術、人工水晶體植入術、視網膜剝離

復位術等手術，成功治好的例子也相當多。

再來談談另一個例子吧！那是一位五十幾歲的學校老師。某個假日，就在動手保養自己的業餘嗜好——摩托車時，他試圖拔出機械插梢，於是便用老虎鉗夾住插梢奮力拉扯。正當他用盡全身力氣時，老虎鉗從原本夾著的插梢處滑脫，擊中了他的左眼。於是眼球破裂，被緊急送往住家附近的醫院，據說他住進該醫院，接受了眼球破裂的縫合處理。

然而水晶體已不知去向，再加上虹膜斷裂，視網膜也剝離，整個眼睛裡都是血。該醫院裡負責治療他的醫師告訴他，已無法再做進一步的治療。面對苦惱的病患，據說這位醫師表示：「深作眼科或許有辦法。」這是非常勇敢的行為。在日本，要向病患坦承自己做不到的事，需要很大的勇氣。

於是這位病患在受傷後兩週，來到我們醫院就診。他的眼球內滿是血，超音波檢查亦確診了視網膜剝離。水晶體已消失，而虹膜不知是在受傷時還是在急救處置時，幾乎已被徹底切斷。面對此狀況，我緊急安排了手術。

雖然當時美國的眼庫正處於三更半夜，但我打電話拜託值班的醫生，請對方隔天一早，把移植用的角膜送來。隔天角膜送達，病患在看診後第二天就進行了手術。我做了全層角膜移植術，把人工水晶體接上，再以玻璃體手術清除血塊，好看清楚眼睛內部的狀況。視網膜已完全剝離，破裂於視網膜周圍的鋸狀緣處。我把增生膜剝除，將視網膜復位至空氣下。由於視網膜受損得相當嚴重，故我選擇注入矽油將之壓住固定。

最後這名病患的視力恢復至0・9，非常滿意地回家去，而且也順利地回去繼續教書。但我畢竟不是魔術師，若是眼球已被摘除我也沒辦法治，只要眼球還在，為時還不遲的話就有辦法治療。更進一步說，即使是如眼球破裂這種最糟情況，只要還不算太遲，就有可能治好。

32 糖尿病引起的視網膜病變，藉由限醣飲食和玻璃體手術治好
——放著不管恐有失明的危險

由眼科發現的糖尿病

依據最近的新聞報導，日本的糖尿病患有1千萬人，再加上1千萬的準糖尿病患，總人數多達2千萬人。明明醫學應該已經很發達，但糖尿病患卻還是不斷增加。

其原因就在於飲食西化及缺乏運動。這也是一件很弔詭的事，如果糖尿病內科醫學會的治療有效，糖尿病的三大併發症應該會減少才對，但實際上卻是持續攀升。以明確統計數據的洗腎病患為例（現在由於洗腎已列入保險

給付項目，故我想增加的病患人數資料應是相當準確），據說需要洗腎的患者人數，竟然每年增加一萬六千人。

糖尿病的三大併發症，為糖尿病引起的視網膜病變、糖尿病引起的腎臟病變，以及糖尿病引起的下肢壞疽，這些都是以糖尿病引起的微血管阻塞所產生的併發症。其中，眼科會處理到的是糖尿病引起的視網膜病變，其病患人數實在很多。而麻煩的是，這是一種與青光眼並列日本第一大失明原因的疾病，是會導致失明的疾病。

接著，就讓我針對糖尿病引起的視網膜病變，把目前我想要強烈呼籲的治療及相關問題分享給大家。

眼科是一種能透過視網膜的檢查，直接看見病患血管的異常狀況的專業。實際上在我們眼科，從未注意到自己有糖尿病、只因為覺得眼睛怪怪前而來就診的病患相當多。經過眼底檢查發現為糖尿病引起的視網膜病變後，他們才知道原來自己有糖尿病。

每每替因感覺眼睛異常而來院就診的病患做檢查，看見眼底出血，就知道顯然是糖尿病引起的視網膜病變，於是進一步做抽血檢驗。結果驗出來的數值當然就是糖尿病，只是本人沒注意到而已。不過，也有人會信誓旦旦地表示：「不，我沒有糖尿病」，畢竟很多人對於自己的疾病根本毫無自覺。

血糖一旦過高，就會出現各種自覺症狀。只要仔細詢問病患，會發現他們其實都曾遇到過幾種糖尿病的自覺症狀，像是容易口渴、頻尿、尿液有泡泡、尿液有異味等。雖然這些都是很容易發現糖尿病的症狀，但人們似乎就是容易忽略。直到視力變得怪怪的，無法忽略不管，來到眼科檢查後這些人才終於發現，原來自己有糖尿病。

為何糖尿病引起的視網膜病變會因內科治療而惡化？

在眼科確診糖尿病後，首先會被轉診至處理糖尿病的內科，也就是要先進行內科治療的意思。內科會以刺激胰臟使之分泌胰島素的口服藥，或以直接注射胰島素的方式進行治療，這樣血糖值就會確實下降。嚴重如高達500mg／dl的血糖值，也能在短時間內降到100mg／dl左右。但這時會發生什麼事呢？

此時就內科而言，治療算是相當順利。可是像這樣的血糖值驟降，卻會讓糖尿病引起的視網膜病變急速惡化。好意將病患轉介給內科醫師，卻反而造成視網膜病變惡化，這樣的狀況其實經常發生。

對內科醫師來說，總之就是要把血糖降下來。在飲食上一旦攝取米飯或砂糖等醣類，血液中的葡萄糖便會迅速上升。對此，內科會採取胰島素注射，或是開出能刺激胰臟使之分泌胰島素的口服藥，於是此時血糖值又變成急速下降。像這樣有如「雲霄飛車式血糖」的激烈血糖值變化，會引發所謂

「Glucose Spike」，此專有名詞指的便是血糖值急速上下變化的現象，這會破壞血管壁，使所有併發症惡化。

依據自己身為眼科醫師的經驗亦可證實這點，但其實早在三十幾年前，我就已猜測到血糖值的急遽變化，正是罪魁禍首。只要做個雙盲比較測試，應該就能證明。一旦內科開始治療糖尿病，就很有可能造成糖尿病引起的視網膜病變惡化，這真的是非常諷刺。

我在大學的附屬醫院教學時，曾把治療糖尿病的內科醫師們召集起來，要求他們「血糖值稍微高一點沒關係，請盡量不要引起血糖值的變化」。但對內科醫師們來說，降血糖似乎就是治療的全部。如果他們也能像眼外科醫師一樣，看見視網膜的血管，想必就會理解自己的做法有多麼地危險，可惜他們都只藉由驗血來想像血管的變化。

若是像我們這樣每天做視網膜手術，光是看到視網膜血管，就能知道血管的變化。**糖尿病引起的視網膜病變一旦惡化，血管壁就會變薄，會有波動起伏。我們也會觀察血管內紅血球的運動狀況，一有異常，立刻就會發現。**能夠像這樣直接看見血管的只有視網膜，而觀察視網膜內的血管變化，就等於同時觀察腎臟血管的腎小球微血管及下肢的細小血管變化。僅就後續觀察而言，在糖尿病血管變化的後續觀察方面，眼外科醫師的掌握度其實比內科醫師更高。

減少醣類攝取並降低血糖值的波動

過去我曾數度請求治療糖尿病的內科醫師，向他們表達：「希望能盡量減少血糖值的上下波動。血糖稍微高一點沒關係，請不要引發低血糖」的意思。

但不論我再怎麼告訴他們別讓血糖大幅波動，一直以來在糖尿病的治療上，血糖值的波動都只有越來越大。讓病患吃米飯等充滿醣類的食物，導致血糖上升，然後再用胰島素去壓低它，這樣是不可能減少血糖波動的。

於是我注意到了所謂的「限醣飲食」。而我有幸獲得此領域之先驅、江部康二醫師的賞識，得以將此限醣飲食介紹給病患。

限醣飲食的效果真的非常好。再怎麼努力以玻璃體手術拯救糖尿病引起的視網膜病變，在大量醣類與胰島素的治療下，血管早晚還是會破。但**藉由限醣飲食來減少血糖波動，再搭配小切口玻璃體手術，不論是由增生性糖尿病視網膜病變，還是由一般非增生性的糖尿病視網膜病變，所造成的重度視網膜剝離，都能完全治好。**

為了減少血糖值的波動，以及不讓血液中的胰島素值明顯升高，針對血糖上升的原因，去減少醣類攝取是很合理的做法。近年來，尤其是年輕的糖尿病視網膜病變重症案例日益增多，我都會跟他們充分說明限醣飲食的原理，讓他們確實理解並實行。

雖然要求病患「不可以吃飯」會覺得他們好可憐，但若任由他們喜歡吃飯就多吃，便非得使用胰島素不可，這樣視網膜病變就會急速惡化，接下來便是發現視網膜剝離。如此看來，稍微忍耐一下，好好限制醣類攝取，才能真正讓他們獲得幸福。

說是忍耐，但其實也只是建議病患拿掉主食而已。除了主食以外的肉、蛋、魚、醣類含量少的蔬菜等，都沒有熱量限制，可以盡情地吃。我本身是沒有糖尿病，不過為了鼓勵病患，我自己也實行了限醣飲食。有些人還是會吃一點飯，但要只吃一點其實還挺難的。

護眼 TIPS

完全不吃飯、麵包、麵食等，這樣實行起來可能比較輕鬆。依據我自己的經驗，一旦不吃米飯，就會變得不那麼愛吃重口味的菜。菜餚的重口味是為了下飯而做的調味。因此一旦不吃飯，便會偏好清淡的菜餚。這樣就不會攝取過多鹽分，成為低鹽飲食，對身體也有好處。

限制醣類攝取（限醣）

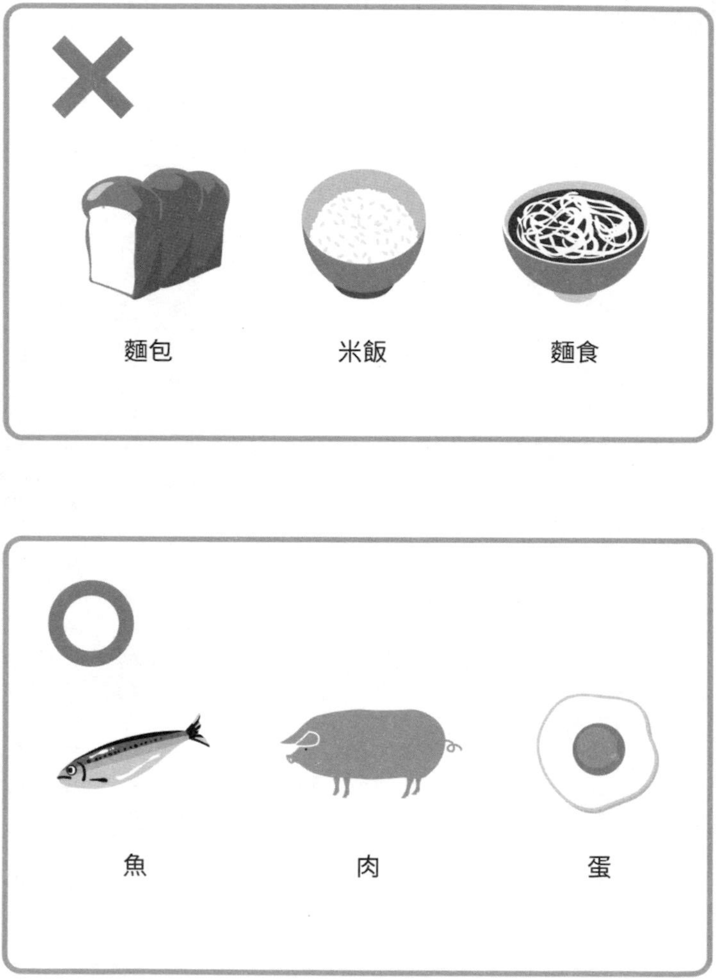

只要像這樣實行限醣飲食，就能在一定程度上，防止糖尿病引起的視網膜病變惡化。雖然，也有一些內科醫師主張只要限制醣類攝取，便能治好糖尿病視網膜病變，但這反而是錯的。**已經發生的增生性糖尿病視網膜病變，不論限不限醣，其視網膜病變都會持續進展、變化。**

這種糖尿病視網膜病變的增生膜，會造成視網膜剝離等問題，進而導致失明。而這可透過現代化的小切口玻璃體手術來治療，只是這種手術相當困難。增生性糖尿病視網膜病變的視網膜剝離相關手術，至少要找有數千例以上玻璃體手術經驗的眼外科醫師為佳。

正因為是眼科醫師才能注意到

明明糖尿病本身就是能透過限制醣類攝取來控制，為什麼內科卻沒有普遍採取這種治療方式呢？糖尿病的治療和眼科一樣，為了在各方面配合製藥公司的期望、為了方便賣藥，醫學會往往就因此改變了疾病及治療的標準。

據說，某位糖尿病醫學會醫師的教授，收了來自稻米相關團體的幾千萬日圓捐款，所以宣稱「糖尿病人應該吃米飯」；另外也收了製糖業的錢，因此提出「糖不會讓糖尿病惡化」的意見。當然，飯也好糖也罷，它們都是醣類，吃了就會讓血糖值急遽上升。於是就用降血糖的藥、用胰島素來降血糖。

最糟的是，用胰島素來快速降低血糖，結果引發血糖值的強烈上下波動，又或是導致低血糖發作。就穩定血糖而言，胰島素之類的藥物其實相當危險。

血糖是葡萄糖，而製造葡萄糖的材料是醣類。換言之，避免攝取醣類含量高的食品，就是最佳解決方案。醣類少，就不容易引發血糖波動，便能讓糖尿病的狀況確實穩定下來。

在日本，糖尿病內科醫學會似乎不太有這樣的認知；但在美國，他們的糖尿病醫學會也是建議採取「限制醣類攝取的飲食方式」。而這種穩定血糖的方法，可說是眼科方面，預防糖尿病視網膜病變惡化的最佳辦法。

容我再次強調，眼科醫師是直接從血管觀察糖尿病的狀況。因攝取醣類及採取胰島素治療而導致的視網膜血管變細、血液循環變差等現象，我們都看在眼裡。

藉由我們開發出的方法，就連血球細胞都能看得一清二楚，可讓人親眼看到紅血球流動不順的情況。當視網膜的血管惡化，而使得視網膜病變持續惡化時，腎臟的腎小球血管及下肢的微血管等，也一定正受到損傷，這會導致腎衰竭及腳部壞疽。

限制醣類攝取的成功案例

曾有一位二十七歲的男性病患，雙眼都有由糖尿病引起的視網膜病變，爬滿了相當多新生血管，也長出了增生膜，已發生局部的牽引性視網膜剝離。除血糖值高達400mg／dl外，代表過去三個月狀況的糖化血色素HbA1c也有12％左右（標準值為6．2％以下）。他本人並未察覺自己有糖尿病，是到了醫院才知道自己有糖尿病。由於已發生視網膜剝離現象，有很高的失明風險，治療刻不容緩，所以在轉介內科醫師的同時，也做了手術計畫。

一開始是找病患屬意的內科醫師進行糖尿病的治療，然而兩週後，再次檢查他的眼睛，竟發現玻璃體出血嚴重，已完全看不見眼底。可是對內科來說，由於血糖值已成功降低，因此以為一切順利。一旦讓血糖驟降，血管就會破裂出血，可能導致視網膜的增生性變化急速惡化。再這樣下去他必瞎無疑，於是緊急將手術提前。

首先，把具有抑制新生血管作用的抗ＶＥＧＦ抗體，注射至眼內。待新生血管減少，於數日後再進行玻璃體手術。由於病患還很年輕，故視網膜玻璃體手術必須在完全保留水晶體的同時，去除玻璃體的嚴重出血，真的非常困難。

清掉出血後，再除去增生膜，最後把視網膜剝離也治好了。結果非常成功，其視力從只能感覺到光線的「有光感」程度，恢復到０・９。接著，也對另一隻眼睛進行手術，最終讓兩眼都恢復了視力。本來想說這樣應該就沒問題了，但就在他繼續內科糖尿病治療的兩個月後，玻璃體又再度出血，視力驟降。

毫無疑問地，我確信這突如其來的玻璃體出血，就是因為血糖值的急遽變化所導致。畢竟至今為止，委請處理糖尿病的內科醫師為病患治療糖尿病後，其糖尿病視網膜病變迅速惡化的例子，實在太多了。

糖尿病患者是因為胰臟的胰島素分泌量不足，或胰島素作用不足，而無法達到足夠的降血糖效果，所以一攝取醣類，血糖便會飆升。原則上，體重64公斤左右的第二型糖尿病患，每攝取1公克的醣類，血糖值約會上升3 mg／dl。

例如，吃下一碗150公克的白飯，大約會攝取55公克的醣類。換言之，以第二型糖尿病的患者來說，血糖值會上升55×3＝165 mg／dl左右。假設空腹血糖為100 mg／dl，那麼，一餐吃掉一碗飯的話，便會呈現100＋165＝365 mg／dl的高血糖狀態。通常血糖值大幅超過180 mg／dl，便會引發血管病變，所以血管會破裂出血也是理所當然。而第一型糖尿病又更嚴重，據說每攝取1公克的醣類，血糖值會上升5 mg／dl。

藉由限制醣類攝取，避免血糖值大幅波動

由於是血糖值的劇烈波動再度引發玻璃體出血，故我決定將「限制醣類

攝取」引進至此病患的治療中。這位二十七歲的病患體型微胖，最愛米飯。我告訴他：**「會讓血糖升高的只有『醣類』，只要不攝取醣類，血糖就不會飆升，這樣一來甚至可以有機會停用胰島素，或刺激胰臟的口服藥。」**建議他採取限醣飲食。

於是，他就不再吃相當於主食的米飯、麵包、麵食等食物了。結果就算停用糖尿病的藥，血糖值的波動也不大，高血糖的問題也有所改善。

然後我又再做了一次眼睛的玻璃體手術，他的視力再度恢復。雖說他的血糖值還是稍微偏高，但因採取限醣飲食，血糖值幾乎沒什麼波動，故原本急遽惡化的糖尿病視網膜病變就開始穩定下來。而在那之後已過了好幾年，至今其狀況依舊穩定，也保有良好視力。

限制醣類攝取的歷史悠久

這種「限制醣類攝取」的做法，始於美國醫師伯恩斯坦，是個存在已久的方法。伯恩斯坦醫師生於一九三四年，他自己在十二歲時罹患了第一型糖尿病。

他依據當時的醫學常識，持續採取低脂肪與高碳水化合物的飲食療法，以及以注射胰島素為主的治療，但血糖的控制狀況毫無改善。過了二十歲後，包括腎結石及肩關節攣縮、伴隨著感覺遲鈍的漸進式足部變形，還有高蛋白尿等，各式各樣的併發症也逐一出現。

一九六九年，他偶然在醫療器材製造商的宣傳刊物上得知，有一種新開發的自我監測血糖儀剛上市。當時還不是醫生的他，請身為醫生的妻子替他購買該機器。他反覆自行測量血糖，並研究血糖值與飲食內容及胰島素注射量之間的關聯性。

經此觀察結果發現，使血糖控制狀態惡化的元兇，其實是低脂高醣的飲食方式。於是，他進一步想出了一套最有效、安全的獨特血糖控制法，也就是所謂的「限醣飲食」。一九七九年，伯恩斯坦下定決心進入阿爾伯特・愛因斯坦醫學院就讀。而畢業後，他便以醫師的身分，為病患進行專業治療，並教導病患「限制醣類攝取」的概念。

伯恩斯坦醫師在其著作《Dr. Bernstein's Diabetes Solution（暫譯：伯恩斯坦醫師的糖尿病解決方案）》中說道：

「我經常被問到，成年人的飲食到底該攝取多少醣類才恰當。而我都教導病患，早餐應攝取吸收速度較慢的碳水化合物6公克以下，午餐攝取12公克以下的碳水化合物，晚餐也要限制在12公克以下。低於此分量的碳水化合物，就是小孩的量了。大家所深信的、成長所需的必需碳水化合物，這種東西根本不存在，不過必需氨基酸（或必需蛋白質）、必需脂肪酸等則確實存在。但也不是說所有的碳水化合物都該避免。〈中略〉飯前與飯後的血糖值不變，才是理想狀態。」

伯恩斯坦醫師還說：「一直以來，將我們洗腦並使我們相信蛋白質遠比醣類害處更大的這種觀念，其實是錯的。蛋白質再怎麼攝取也不會得腎臟病，而吃下脂肪就會變胖的說法，也是大錯特錯。換句話說，傳統上所謂的為了降低膽固醇就該多吃碳水化合物，少吃肉，並盡量避免攝取脂肪的理論，根本是個謊言。」

接著，又說明了與營養有關的歷史演變，他表示：「在我們人類的歷史上，農耕社會是很近代的事。是從大約一萬年前開始，穀物才變得輕鬆可得。在那之前，祖先們過的是狩獵生活，吃的都是當下所捕到的肉類、魚類、野鳥、爬蟲類及昆蟲等。這些都全年皆有，而其主要營養成分就是蛋白質與脂肪。在氣候溫暖的地區，也可取得水果或樹木的果實等食物，但並非總是能夠取得。於溫暖的季節所累積的脂肪，會在冬天被消耗掉。人類的飲食生活鮮少豐盛，甚至該稱做是飢餓的歷史。」

「諷刺的是，在現代帶來糖尿病及肥胖的遺傳因子，在史前時代可是『有效率地累積脂肪的能力』，是『易於生存的因子』。但自從人類開始農耕，變得總是能夠取得碳水化合物後，原本在史前時代的有利因子，卻成了危害。豐富的碳水化合物，亦即醣類，引發了肥胖與糖尿病。**肥胖的體脂肪成因不是食物中的脂質，而是碳水化合物的醣類。醣類會被轉換成血糖，而沒成為能量及肝醣的剩餘血糖，會被胰島素做為脂肪細胞中的脂肪儲存起來。這就是肥胖的原因。**」

就像這樣，伯恩斯坦醫師在書中回溯歷史，提及了人類的營養需求。並就糖尿病及肥胖的治療，進一步做出了「可充分攝取蛋白質與脂肪，只需限制醣類（除纖維質以外的碳水化合物）的攝取即可」的結論。

但由於他的「限醣飲食」缺乏醫學上的證據，故長期以來，一直被視為是一種民間療法。不過，基於在糖尿病治療方面的效果顯著，「限醣飲食」終於在二〇一三年十月，為美國糖尿病醫學會所正式認可。而在日本，也有江部康二醫師從以前就開始致力於推廣限醣飲食，並持續應用於臨床治療。

藉由限醣飲食來避免雙眼惡化，已發生的部分則用手術治療

現在，在糖尿病患者三大併發症之一的「糖尿病視網膜病變」的治療方面，我們也應用了「限醣飲食」。藉由限制醣類攝取來減少血糖值的波動，使血糖穩定，同時以小切口玻璃體手術來去除增生膜，治療視網膜剝離，以安全確實地恢復視力。

針對糖尿病的治療引進限醣飲食，便能簡單地防止血糖值上下波動及低血糖等問題，有效避免視網膜病變惡化。如前所述，亦即不吃一般做為主食的米飯、麵包及麵食等，其他肉、蛋、蔬菜等皆無熱量限制，可盡情多吃。

藉由限醣飲食，就能在一定程度上，防止糖尿病引起的視網膜病變惡化。不過已經發生的增生性糖尿病視網膜病變，其增生膜會造成視網膜剝離等問題，仍必須以手術處理。

根據日本的統計，每年有超過三千人，因糖尿病引起的視網膜病變而失明。但其實這些人只要做正確的治療，應該幾乎全都不至於失明。只要限制醣類的攝取，做好全身管理，再加上最先進的小切口玻璃體手術，應該就能恢復視力。

護眼 TIPS

基本上，只要平日有注意不攝取過多醣類，便能夠確實避免糖尿病，而沒有糖尿病也就不會有糖尿病引發的視網膜病變風險。尤其糖尿病畢竟是一種遺傳疾病，有糖尿病家族史的人，就預防糖尿病的發病而言，「限制醣類攝取」也相當有用。若父母親為糖尿病患者，其子女或孫子女最好遵守限醣飲食，以預防糖尿病的發生。

Chapter

— 06 —

全球眼科治療的最新趨勢

全球都在實踐的「裸眼革命」，即使活到百歲，也能不戴眼鏡輕鬆看清楚遠近。

讓我們做到百歲依舊「目明」

從戰後至近期的日本醫學，一直都以如何延長壽命為目標。包括治療癌症的方法到腦中風、心肌梗塞等，有許多治療方法都出現了重大進展。此外，透過數種全新醫療方式的發明，更讓以往無法做到的根本性治療逐一成為可能。這些醫學上的諸多發展，使得日本人的平均壽命變得越來越長。

營養層面的顯著提升，亦是戰後長壽化現象的一大理由。過去過著一菜一湯粗食生活的日本人，突然變得能夠攝取大量的優質蛋白質及脂肪。雖說進入飽食時代後，反而有肥胖及糖尿病大增的情況發生，不過人類長壽化的主要原因，還是來自於營養的提升。

現在日本女性的平均壽命幾乎快達到九十歲，男性也有大約八十歲出頭。一想到一九五〇年代的平均壽命只有五十幾歲，便讓人有一種恍如隔世的感覺，這無疑是醫學上的一大成就。

而長壽化雖已實現，但以提升生命品質為理念的醫學，亦即講究維持並發揮高度功能的醫學，在日本並不見得有所發展，其中又以眼外科領域最為典型。在平均壽命五十幾歲的時代，還沒等到眼部疾病造成問題之前，人就已經死了。但現在是能活到九十歲左右的長壽時代，而眼睛的壽命卻至多只到七十歲左右。

若以汽車來比喻，就相當於車體雖能維持二十年不壞，但煞車和車燈都撐不到十年，壞了就必須更換。

尤其對專門治療眼睛的眼外科醫師來說，多年的訓練及開發出新手術的創造力、手的靈巧度等能力特質可謂絕對必要。在我的主要訓練地——美國，眼外科醫師是競爭激烈的菁英科別，不是醫學院的頂尖學生可能無法進入。由於美國眼科的手術費非常貴，眼外科醫師的收入比其他科別更高，故要成為眼外科醫師，就必須在眾多競爭對手中勝出。

但在日本，眼科的手術費相當低廉，很少有優秀人才會以眼外科醫師為志向。甚至還有「眼科醫師和牙醫師也都算醫師嗎？」這類嘲諷的說法存在。實際上，也的確有很多人是基於一些令人費解的理由，而選擇成為眼科醫師，像是眼科雖為外科但我不想見血、感覺很輕鬆、似乎可利用做家事的空檔兼差做一做等。正因為日本的這種狀況，使得保護人體最重要感覺器官——「眼睛」的眼科醫師，一直以來都被嚴重忽視。結果便是日本眼外科手術的水準，遠遠趕不上世界水準，僅止於發展中國家的程度。

而其證據就是，在日本，造成失明的幾個最主要原因為青光眼、視網膜剝離，以及由糖尿病引起的視網膜病變等；但在美國及德國等眼科醫療先進國，失明的最主要原因都是老年性黃斑部病變。因為日本的三大失明原因，現在都已是透過世界最先進的眼科手術就能治好的。（註：台灣主要失明原因為白內障、青光眼。）

既然本院都已在歐洲及美國指導眼科手術了，日本的三大失明性眼疾當然都能夠治療。只要是一開始就來我們醫院診治，以全球最先進的設備與技術進行手術，就一定能治好。

若能將這樣的最先進眼科醫療廣泛施行於全日本，便能防止失明，肯定能讓身為長壽之國的日本，生活品質更上一層樓。

於全球展開的「裸眼革命」

以前我曾說過「如何維護眼睛的功能」很重要，而現在又進化到了「如何提升眼睛的功能」的時代。

我擔任眼外科醫師已三十六年，一開始在美國海軍醫院實習時，所立下的誓言主要是：「如何讓病患以裸眼就能看得清楚」。

在當時的日本，白內障手術採取的是所謂的囊內摘除術，亦即以凍結的細小冷凍頭，黏住水晶體後將之取出的方法。這在其他先進國家是一九二〇年代施行的方法，以作品《睡蓮》聞名的畫家莫內，便在一九二六年接受了這種囊內摘除術，但此做法不太能讓病患於術後看得到。

同時期的知名女畫家瑪麗・卡薩特，就比莫內稍微晚一點接受白內障囊內摘除術，而結果卻是兩眼都失明。那時的囊內摘除白內障手術，就是這麼可怕的手術！但在日本，該囊內摘除術竟然直到約三十年前左右，都還在一般醫院施行。大家知道日本眼科的平均水準，其實比其他先進國家落後了幾十年嗎？

一直到一九八〇年代後半，日本的醫院都還是以這種用凍結的探針，取出水晶體的囊內摘除術為主流，真的非常令人驚訝。且由於沒有人工水晶體，手術後還會讓病患配戴厚厚的凸透鏡。一九二六年時，莫內便曾感嘆道：「東西都變得很大又扭曲，顏色也不對，我已經無法畫畫了。」這樣的眼睛視力品質很差，已經沒用了。即使是經矯正後的視力，也只有0・1到0・2左右。

直到約一九九〇年為止，在日本大學附屬醫院學習的眼科醫師，都經歷過手術後病患不太會有好視力的經驗，所以才會形成一種錯誤觀念，覺得「白內障要一直觀察到看不見時再做處理」。

在這樣的環境下，我大學一畢業，就立刻跑去找開發出「超音波晶體乳化術」的美國克爾曼醫師拜師學習。接著，又去找最早開發出人工水晶體的里德利醫師、第二位的艾伯斯坦醫師、第三位的裘依斯醫師、第四位的沃斯特醫師，逐一向他們求教。

為了開創新的世界，他們都非常努力，走在最前面的醫師往往會遭受打擊。他們之所以能實現自己的理想，就是因為具備不向無知的舊勢力屈服的強大精神力量。而基本上，西方多數的醫師對於少數派的創新，平均來說都有著強烈的興趣及尊重，故還有這樣正確的感性與正義做為他們的後盾。

但在這方面，日本就大大的不同了。我於一九八〇年代初，首度施行超音波晶體乳化術及人工水晶體植入術時，日本仍以ＩＣＣＥ（囊內摘除術）為主流，那是一九二〇年代的做法。甚至還有醫院在做一八五〇年代，由德國的格雷夫醫師所施行的以格雷夫刀，直接切開角膜的傳統囊外摘除術（classical ECCE）。

在一九八〇年代中期，於日本的大學附屬醫院看到此手術的實際施行時，我感到相當驚訝，竟然在實行江戶時代的做法，要不驚訝也難。而其術後視力當然很差。手術後戴上超厚的眼鏡能有0．1的視力，就算是好的了。

多年後，電視上播起一齣名為「仁醫」的連續劇，演的是一位現代的外科醫師穿越時空到江戶時代的故事。看到這齣戲的我覺得，那時自己在日本的眼科領域所感受到的驚訝，和穿越時空到了江戶時代的主角仁醫的驚訝，可說是一模一樣啊！

畢竟那時日本用的還是一百三十年前的方法，因此，當我在日本首度引進超音波晶體乳化術及人工水晶體植入術時，大家都驚訝得彷彿像看到是外星人從宇宙來到地球般。

西方的醫師，對於自己不知道的新方法基本上都很感興趣；可惜的是，日本的醫師對於自己不知道的方法，卻傾向於忽略。這樣是絕對趕不上世界一流水準的。

但由於被大家拼命潑冷水的人工水晶體植入術，獲得了日本厚生省（註：相當於台灣的衛生福利部）的正式認可，所以那些本來反對的人，也都爭先恐後地開始採用人工水晶體。不過都是臨陣磨槍，因此失敗頻傳。

很擔心再這樣下去，日本人的眼睛都要被搞壞了，於是便舉辦教授超音波晶體乳化術及人工水晶體植入術的研討會。每場各召集300位左右的眼科醫師，總計共舉行了十場研討會。如此一來，詆毀超音波晶體乳化術及人工水晶體植入術的人，幾乎消失殆盡。

而大家對多焦水晶體的反應，其實也差不多。我與加拿大的金貝爾醫師等人，一同於一九九〇年初，基於希望讓病患在白內障手術後不戴眼鏡就能看見的想法，提倡了「屈光矯正白內障手術」的概念。一開始，我們關注的是白內障手術後的近視及遠視治療，後來也試圖治好四十歲以後，便會察覺的老花眼現象。**老花眼和白內障族群是有重疊的，兩者的主要成因都是老化，故同時治療可說是很有意義。**

於是創造出了多焦水晶體，開始在加拿大替自願參與試驗的病患植入。但此時在日本，單焦點的人工水晶體，好不容易才終於普及並獲得認同。「屈光矯正白內障手術」與「老花眼矯正多焦水晶體」，都還沒能被日本的眼科醫師所理解。

在加拿大的手術結果，獲得了非常高的滿意度，許多病患都變得不戴眼鏡就能看得見。後來又再進一步改良人工水晶體，也開始採用利用了光線繞射現象的繞射型多焦水晶體。而經歐美各國許多機構，實際施行並收集數據資料後，完成了遠近兩用的雙焦點型多焦水晶體。

這在美國做為一種「首選人工水晶體」，以收入寬裕的階層為中心逐漸普及。但也因為使用這類多焦水晶體的醫師越來越多，手術技術的差異，會大幅影響結果好壞開始成為問題。儘管如此，每年施行數千例白內障手術的醫師們，即使採用多焦水晶體，依舊能做出好成績，故這在先進國家已成為非常標準的手術方法。

但人類的慾望無窮。對現代人來說，汽車和電腦也都是重要的生活元素。遠的、近的都能直接以裸眼看見，可以輕鬆看書，也能清楚眺望遠處，但中距離難以看清楚，這點讓人覺得不太滿意。所謂對中距離的不滿，其實就是看不清楚車上的導航螢幕等畫面，或是看不清楚稍有距離的桌上型電腦螢幕。

於是，便有了中距離也能清楚對焦的三焦點型水晶體的出現。這種人工水晶體有其存在意義，不過日本並未引進。只有三個焦點的話，這三個焦點之間終究還是會有看不清楚的距離，還是會有讓人不滿意的地方。

因此，大約在七年前，又開始開發能以同樣方式連續看清近距離、中距離，再到遠距離的延長焦點多焦水晶體（Extended Focus Multifocal Lens）。一開始，先在管制較寬鬆的澳洲及新加坡等地使用，並追蹤成果。然後才獲得管制嚴格的美國核可，接著在日本也獲得核准。

不過這時散光嚴重的人，依舊只能於事後再以LASIK等方式治療。直到幾年前，結合了傳統散光矯正元素的多焦點散光矯正水晶體問世，多焦水晶體的優勢便顯著提升。之後到了二〇一八年一月底，日本也終於核准了散光矯正延長焦點型人工水晶體（Extended Focus Multifocal TORIC IOL）。

這半年來，在我們醫院就已有多達數千例的白內障手術，是選擇植入這種新的散光矯正及延長焦點型的多焦水晶體。老實說，若以一般傳統白內障手術的精準度來做這類手術，是無法達到良好視力的。尤其一般水準的手術，無法替囊膜做到完整的後囊拋光，所以術後視力不會好。

但若是非常仔細的超級高手眼外科醫師，便會做出一個比人工水晶體光學部分略小的ＣＣＣ圓形窗口，於摘除白內障後，進行完整的後囊拋光，把囊膜磨得光滑閃亮。接著，再將多焦水晶體完美地放入正中心的位置，徹底貼合散光矯正軸，完成無縫合手術。

這樣就能順利達成裸視１・０以上的成果。不論看書、看電腦、看車用顯示螢幕、去畫展欣賞畫作、購物、做菜、遠眺東京鐵塔等，真的全都能不戴眼鏡就看得清清楚楚，著實令病患們大感驚喜，這就是全世界最先進的白內障手術的成果。

先進國家已進入「多焦點人工水晶體」的時代

今日，各個先進國家都已進入「多焦點人工水晶體」的時代。日本由於在眼科領域的發展較為緩慢，以致於國民還未能享受到其好處。而這根本原因就在於先進技術的落後。

其實多焦水晶體植入術，還有更根本的問題存在。就算用的是同樣的多焦人工水晶體，若眼科醫師本身不具備充足的知識，無法配合各個病患的生活方式來規劃其視力特性的話，病患也不會覺得視力有所改善。多焦水晶體也有各種不同類型。

希望能看清楚近距離的書本以便閱讀、也需要看資料，故必須能看清楚稍有距離的電腦螢幕；喜愛繪畫，故希望不論從近距離還是遠距離都能看清畫作；超愛運動，故要能看清楚高爾夫球場的草皮等，各個病患的需求不盡相同。盡可能滿足病患的裸視需求，並選擇最合適的多焦水晶體及手術方式，是高水準專業眼外科醫師的責任。因此，若不具備能達成病患期望的經驗與知識，使用多焦水晶體是絕對行不通的。

現在的多焦水晶體主流是「漸進式的多焦人工水晶體」或「延長焦點型的水晶體」。在二〇一八年五月，於華盛頓舉辦的美國白內障暨屈光手術醫學會（ASCRS，American Society of Cataract and Refractive Surgery）上，有針對多焦水晶體的議程，我幾乎一整天都在擔任主持人及小組發言人的角色。來自全球的先進眼外科醫師們，齊聚一堂，發表多焦水晶體植入術在世界各地的施行成效。對於能夠走到這一步，心中實在是感慨萬千。

今日，我們已進入不必戴眼鏡也不需要隱形眼鏡，亦即裸眼便能看清遠、中、近所有距離的時代。而在此次的學術會議中，最引人矚目的，就是各個先進國家已在發展所謂焦點能夠連續的人工水晶體（散光矯正延長焦點型人工水晶體，Extended Focus Multi-Focal TORIC IOL）。

有趣的是，我竟然在日裔人口較多的巴西及夏威夷等地的醫師發表時，問他們：「有沒有遇到日裔的病患因為要閱讀漢字，於是針對西方人設計的水晶體的近距離焦點就嫌太遠，導致他們難以閱讀文字的問題？」結果才知道，他們果然也有同樣的困擾。

現在的延長焦點型水晶體，可連續、不間斷地看清各種距離固然是一大優點，但其實也有缺點。閱讀英文字母的西方病患，其近距離焦點偏遠。故在配合這樣的西方病患需求的狀態下，對於閱讀複雜漢字的民族來說，往往就會有近處看不清楚的感覺。

而應用「微單眼融視法」，或搭配了遠近兩用型水晶體的「混搭法」等方法，便可依據病患期望的用眼方式，來選擇合適的水晶體及度數組合，以解決此問題。我都會事先將其原理以簡單易懂的方式向病患說明，在病患確實理解且同意的狀態下，進行白內障多焦水晶體植入術。

此外，我也提過散光是個大問題。早期加入了LASIK的全球開發團隊，開始針對年輕病患的近視矯正手術，參與各種屈光手術方法的開發，與歐美許多醫師們一起做研究。在這過程中，我們研究了一些如人在躺下時眼球會旋轉（迴轉）等基礎事實，並思考如何能應用於散光的治療，就這樣開創出了好幾種獨特的方法。

多虧了這些研究，手術後的散光問題幾乎可完全消除。而集這些基礎知識及綜合手術技藝之大成的，就是最近白內障手術中的多焦水晶體植入術。

不久前，日本的眼科醫學會才發表了對多焦水晶體已失去興趣的報告。但本院卻做出了超群出眾的優異成績。在本院的六本木分院，以單純的白內障手術來說，有高達近八成的人，都希望採用多焦水晶體。而這樣優秀的成績，終究也在日本引發如過去剛開始植入人工水晶體時的亂象。

經驗不足的醫師們，一再創造出許多為多焦水晶體手術付出了高昂代價，但卻變成遠近都看不清的病患。許多患者都非常期待不用戴眼鏡的生活，所以我真的希望這些人，別再以不夠充足的知識和錯誤技術，抱持著「只要用多焦水晶體就行了」的態度動手術。

多焦水晶體植入術，應由具世界級知識與技術的眼外科醫師來施行。而我也期待病患們能夠獲得更多的資訊，好在眼科的選擇上做出正確的判斷。只有兩隻眼睛的你，若在輕率的判斷下接受手術，必會後悔莫及。

多焦水晶體植入手術今後的課題

植入多焦人工水晶體後，還有一些事項必須注意。透過多焦水晶體所看到的眼底影像，不只是病患本人，做視網膜黃斑部手術的醫師，也同樣會看到雙重影像。例如，我們有時會替植入多焦水晶體的病患，做視網膜的玻璃體手術。尤其在做黃斑前膜剝除術，及黃斑圓孔閉鎖術等手術時，是在透過多焦水晶體觀看的狀態下，進行黃斑前膜及內界膜的剝除處理。這和透過單焦人工水晶體或天然水晶體看視網膜的狀況完全不同。

即使經驗豐富，卻依舊非常困難。這絕不是一般眼外科醫師，能夠輕鬆執行的領域。就算擁有世界最高水準的技術，透過多焦人工水晶體，所見到的視網膜影像還是太難辨識。

即使是歐洲最好的視網膜手術醫師，德國的埃克特醫師在法蘭克福做手術時也曾坦承這點。對頂尖如他的外科醫師而言，透過多焦水晶體進行的視網膜手術，依舊是個惡夢。

很幸運地，在這方面我從早期就開始於世界各地植入多焦人工水晶體，故比埃克特醫師，經歷了更多在事後必須透過多焦水晶體進行黃斑手術的案例。對於這樣位於多焦水晶體後方的視網膜玻璃體手術，開發出一種技術，亦即不只靠單純的視網膜影像，還同時利用光線的反射。如此一來，即使必須透過多焦人工水晶體，也還是能夠安全地進行視網膜黃斑部的手術。

此外，隨著希望植入多焦水晶體的病患日益增多，人工水晶體的更換也變得越來越重要。有不少病患在其他醫院接受白內障手術，結果卻被植入了奇怪的單焦水晶體。通常都是在手術後出現嚴重的遠視、嚴重的近視等現象；還有很多是白內障手術沒做完整，以致於殘留許多白內障皮質。這些病患做完手術後，就算戴了眼鏡也還是看不清楚。

對於這類情況，必須先在眼內把人工水晶體切成小塊後摘除，把沒做好的白內障手術重新徹底完成，將囊膜清乾淨。接著再植入新的、度數適當的多焦水晶體，這樣一來，多數病患就都能獲得相當良好的遠、中、近距離的裸視能力。

當然，若能一開始就接受最好的手術是最理想的，不過就算已在別處處理過，也依然有改善的機會。

結語
「裸眼革命」的時代來臨

最近發生了一件令人開心的事。有一位住在宮城縣的六歲小妹妹，帶著她坐新幹線時畫的圖來給我。在她的自畫像上方，寫著：「我最喜歡深作醫生了」。這孩子於一年前第一次來看診，當時她才五歲。被媽媽帶來時，她一直低著頭，眼神飄忽不定。她在其他醫院的眼科被醫師診斷為「無法治療。屬於視力障礙，將來請進入盲人學校就讀。」病名為：「視網膜色素病變」。

她媽媽不死心，打聽到我們醫院後，便坐了新幹線來看診。令人不解的是，就因為日本的眼科教科書上寫著：「視網膜色素病變無法治療」，於是這些醫生就不做任何治療，放著病患視力低下不管。但明明國外的英文教科書，都寫了很多視網膜色素病變的治療方法，就算是日文書，東方醫學的書裡也有相關的中醫療法。

我曾診治過數千名視網膜色素病變的患者，對於其診斷當然是充滿自信。很快做了檢查後卻發現，這孩子的眼睛根本是「視網膜炎」，而不是所謂的「視網膜色素病變」。換言之，這是「誤診」。日本眼科的誤診率，遠比病患們所想像的要高，因此，當你像這位病患一樣被宣告「無法治療」時，也請別放棄。

小妹妹初診時的視力只有0・08，依此狀況看來，確實會被認為隔年得去盲人學校報到才行。不過，這種視網膜炎於治療後的反應通常都很好，所以我當天就展開了視網膜炎的治療。很幸運地，治療很有成效，半年後的隔年一月，其裸視能力便已明顯改善至0・7以上。

接著二月再來看診時，小妹妹就如前述，送了她親手畫的圖給我。我也感到非常開心。看完診後，我問她：「妹妹，等一下要跟媽媽去買玩具嗎？」

而在一旁的媽媽則回答說：「託醫生的福，她不用念盲人學校，可以進一般的小學了。所以，我們等一下打算去買書包。」

我感受到一股從眼底湧出、如熱流般的喜悅。當初，若沒替這個孩子診療，她現在應該已經在為進入盲人學校做準備。或許，已決定過著一輩子眼睛不方便的生活了。能夠與病患共享這樣的喜悅，正是我最大的快樂。

今日的世界，早已不是一九五〇年代，平均壽命只有五十幾歲的世界。現在的平均壽命已逼近九十，但眼睛的平均壽命卻還不到七十。所以，不好好治療眼睛的話，即使長壽也無法維持視力，就可能必須過著悲慘的餘生。

只要能瞭解全球最先進的眼科治療，藉由最佳判斷，接受最好的眼科治療，進而獲得便利舒適的裸視能力，就能過著光輝燦爛的人生，所有人都能獲得最佳裸視能力的時代即將到來。對年輕人來說，植入式隱形眼鏡即將取代LASIK。而幾乎所有人於中年以後，都會發生的白內障問題的手術方法，也產生了巨大變化。藉由搭配二〇一八年起，於日本獲得核准的散光矯正延長焦點（連續焦點）型單（多）焦人工水晶體，便能於白內障手術後，達成遠、中、近距離都能以裸眼看清的時代已經來臨，我們已進入屬於新紀元的「裸眼革命」時代。

只不過這需要很多的知識與技術，而不幸的是，別說是病患了，就連許多眼科醫師都不太瞭解這些。若你真的珍惜自己，不可以連醫院的正確資訊都沒好好調查過，就把自己交給醫師處置。我衷心盼望本書能幫助讀者們做出正確的判斷，進而享受到，不戴眼鏡就能看得清清楚楚的舒適生活。

裸眼革命

最新、最正確護眼知識，超級醫師教的32個視力回復法

作　　者　深作秀春
譯　　者　陳亦苓 Bready Chen
發 行 人　林隆奮 Frank Lin
社　　長　蘇國林 Green Su

出版團隊
總 編 輯　葉怡慧 Carol Yeh
日文主編　許世璇 Kylie Hsu
企劃編輯　楊玲宜 ErinYang
責任行銷　陳奕心 Yi-Hsin Chen
封面設計　江孟達設計工作室
版面構成　張語辰 Chang Chen

行銷統籌
業務處長　吳宗庭 Tim Wu
業務主任　蘇倍生 Benson Su
業務專員　鍾依娟 Irina Chung
業務秘書　陳曉琪 Angel Chen
　　　　　莊皓雯 Gia Chuang
行銷主任　朱韻淑 Vina Ju

發行公司　精誠資訊股份有限公司　悅知文化
　　　　　105台北市松山區復興北路99號12樓
訂購專線　(02) 2719-8811
訂購傳真　(02) 2719-7980
專屬網址　http : //www.delightpress.com.tw
悅知客服　cs@delightpress.com.tw
ISBN : 978-986-510-029-2
建議售價　新台幣390元
首版一刷　2020年03月

國家圖書館出版品預行編目資料

裸眼革命 / 深作秀春 著；陳亦苓譯. -- 初版. -- 臺北市：精誠資訊, 2020.03
面；　公分
978-986-510-056-8 (平裝)
1.眼科 2.眼部疾病 3.視力保健
416.7　　　109001400

建議分類｜醫療保健

線上讀者問卷

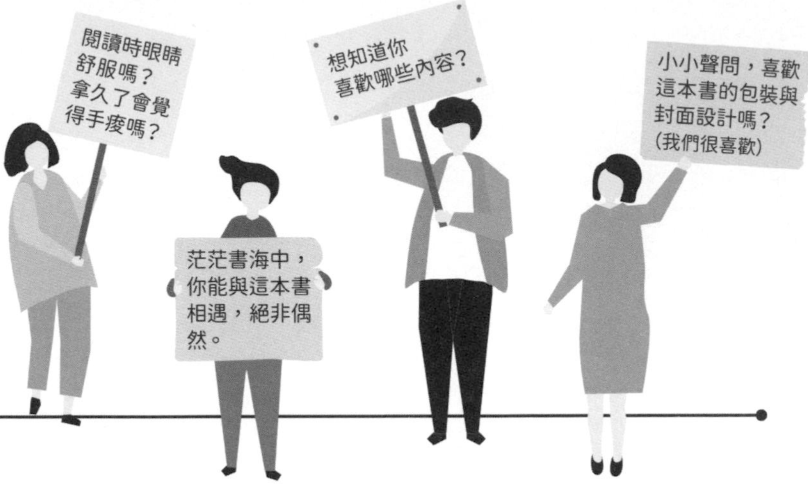
閱讀時眼睛舒服嗎？拿久了會覺得手痠嗎？
芠芠書海中，你能與這本書相遇，絕非偶然。
想知道你喜歡哪些內容？
小小聲問，喜歡這本書的包裝與封面設計嗎？(我們很喜歡)

悅知夥伴們有好多個為什麼，
想請購買這本書的您來解答，
以提供我們關於閱讀的寶貴建議。

請拿出手機掃描以下 QRcode
或輸入以下網址，即可連結至本書讀者問卷

https://bit.ly/2WkYwFB

填寫完成後，按下「提交」送出表單，
我們就會收到您所填寫的內容，
謝謝撥空分享，
期待在下本書與您相遇。

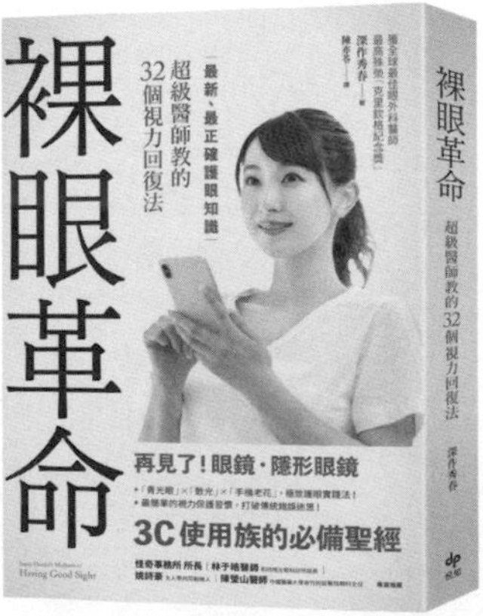